U0239120

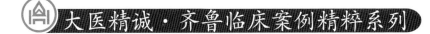

大医精诚·齐鲁临床案例精粹系列

Typical Clinical Cases of
Emergency and
Critical Care Medicine

急危重症医学临床案例精粹

陈玉国 主审　徐峰 主编

山东大学出版社
·济南·

图书在版编目(CIP)数据

急危重症医学临床案例精粹/徐峰主编. —济南：
山东大学出版社,2020.9
　ISBN 978-7-5607-6716-1

　Ⅰ．①急…　Ⅱ．①徐…　Ⅲ．①急诊－临床医学－病案
Ⅳ．①R459.7

中国版本图书馆 CIP 数据核字(2020)第 179036 号

策划编辑　徐　翔
责任编辑　徐　翔
封面设计　张　荔

出版发行　山东大学出版社
社　　址　山东省济南市山大南路 20 号
邮政编码　250100
发行热线　(0531)88363008
经　　销　新华书店
印　　刷　山东新华印务有限公司
规　　格　720 毫米×1020 毫米　1/16
　　　　　12.5 印张 230 千字
版　　次　2020 年 9 月第 1 版
印　　次　2020 年 9 月第 1 次印刷
定　　价　150.00 元

《急危重症医学临床案例精粹》
编委会

前言

山东大学齐鲁医院历经百卅年,从"文璧诊所"发展到今天,成为屹立齐鲁大地综合实力最强的医院。急诊科作为年轻的学科,如同齐鲁医院的发展历程一样,从最初 1953 年的"急诊室"开始,到 1988 年正式成立急诊科,经过几十年的努力,从无到有,从小到大,从弱到强,已经涵盖急诊急救多个亚专科,建立了大急诊急救体系,创建了急诊急救大平台,提出了"早期诊断、危险分层、正确分流、科学救治"的十六字方针,倡导战线前移、突出急救,全面提升急诊急救水平。

在建院 130 周年之际,我们组织急诊科青年医师整理了近年来诊治的典型病例,通过层层筛选,选取了极具代表意义的 24 例病案汇编成册。书中病例均取自真实临床病案,对于临床实践具有较高的指导价值。从病例分布上,我们纳入了急诊常见的各种类型急危重症和疑难少见疾病,有体现目前较高诊疗技术水平的 ECMO 辅助治疗暴发性心肌炎病例,有感染性休克心肺复苏后多脏器功能衰竭患者抢救成功病例,也有溺水心肺复苏后成功抢救病例,还有罕见的从会阴部贯穿至头部的钢筋贯通伤病例。其中,贯通伤病例被国内外各大媒体争相报道,据不完全统计,总阅读量已超过 1 亿人次。从病案内容上,每个病案涵盖了详细的病史和体征、完善的实验室检查以及影像学检查等资料,并结合国内外前沿的文献进展,对病例进行深入分析,总结经验与教训,提供清晰的诊疗思路,力求实用性和可操作性,有利于读者全面认识疾病,培养严谨的临床思维能力,提高临床诊疗水平。

本书是"大医精诚·齐鲁临床案例精粹系列"丛书之一,是近年来全体急诊科医护人员抢救急危重症能力提升的重要体现,截取急诊科日常工作中的部分典型病例,或危重,或疑难,展现给广大医学生、住院医师和基层急诊科医生,以期提高其诊断和临床处理问题的实战能力,并通过这些病例诊治的经验教训,拓展思维,开阔视野。

鉴于急危重症病情复杂多变,限于编者的专业知识水平、临床经验以及时间仓促,难免有疏漏或不当之处,敬请读者批评指正。

本书在编写过程中得到了山东大学出版社、山东大学齐鲁医院及各位参与人员的大力支持,得到了全国各同行专家、学者的大力支持,在此表示衷心的感谢! 为广大读者提供一本科学性、实用性、新颖性、前瞻性较强的病案集,是我们的心愿和期盼!

编 者

2020 年 9 月 10 日

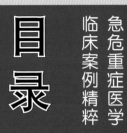

目录

围产期心肌病合并急性肺栓塞、脑栓塞

一、病例分享

❶ 初步病史

患者女性,34 岁,农民,既往体健,因"胸闷、喘憋 2 月余,加重伴痰中带血 1 月余"于 20××年 3 月 30 日来我院就诊。患者 2 个多月前剖宫产一健康男婴。产后半个月开始出现活动后喘憋、心慌,之后静息时亦感胸闷,伴食欲差、尿量少,全身水肿,夜间不能平卧,端坐入睡。曾在外院诊疗,予以"强心、利尿"等药物治疗,水肿消退,症状较前缓解。1 个多月前患者症状加重,伴咳嗽,以夜间为剧,痰量少,痰中带血丝。5 天前至当地医院就诊,心脏超声示"左心室射血分数(LVEF) 0.33,心脏缺血性改变,全心增大",经治疗后仍感胸闷气促。3 月 30 日来我院急诊科,查 D-二聚体(D-dimer)大于 20 μg/mL,行肺动脉 CT 血管成像(CTA)示双侧肺动脉分支内见多发不规则充盈缺损(见图 1)。

既往史:否认慢性病史,否认传染病史。自述 13 年前首次妊娠及本次妊娠期间均未出现类似症状。

入院查体:体温(T) 38.3℃,心率(HR)145 次/分,呼吸频率(R) 28 次/分,血压(BP) 139/85 mmHg。青年女性,神志清,精神差。半卧位,贫血貌,口唇及睑结膜苍白,言语流利,呼吸浅促。巩膜无黄染。口唇轻度发绀。颈静脉充盈。双肺下野呼吸音减低,双侧闻及散在湿啰音,右侧为著。心界向两侧扩大,心率 145 次/分,奔马律,心音低钝,各瓣膜听诊区未闻及病理性杂音。下腹部见长约 10 cm 术后疤痕。腹略膨隆,剑突下轻压痛,反跳痛未引出,肝脾触诊不满意,墨菲(Murphy)征(一),肠鸣音稍弱。双下肢无水肿。病理反射未引出。

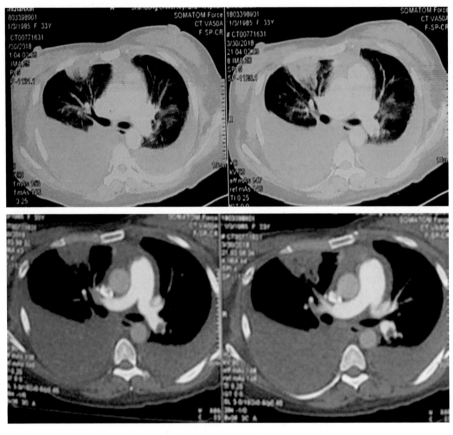

图 1　患者在急诊科抢救室肺动脉 CTA 检查

辅助检查:

3 月 30 日,肺动脉 CTA 示:双肺透光度不均,见散在小片状高密度影,右肺见片状致密影,右肺炎症;双侧肺动脉分支内见多发不规则充盈缺损,双肺动脉栓塞;双侧胸腔积液并相邻肺组织膨胀不全;心包积液、左右心室心尖部低密度影,血栓形成不除外。

3 月 31 日,行心电图检查,如图 2 所示。

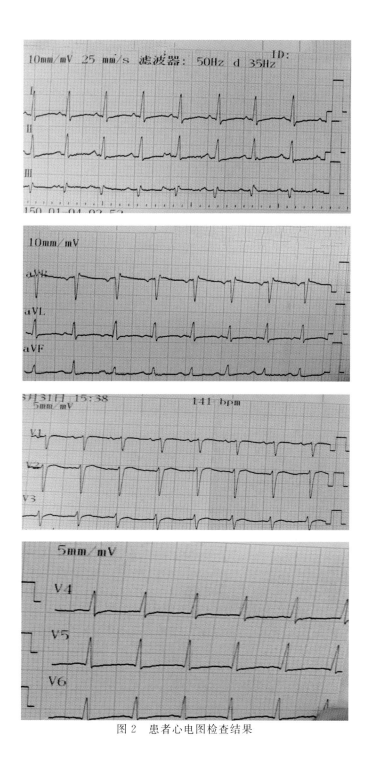

图 2　患者心电图检查结果

3

3 月 31 日,TnI 0.020 μg/L(0.010～0.023)

3 月 31 日,NT-proBNP 20 700 ng/L(300～450)

3 月 31 日,PCT<0.1 ng/mL

2018 年 3 月 31 日,血气分析 pH 7.56,P_{CO_2}(二氧化碳分压) 36 mmHg,Pa_{O_2}(氧分压)60 mmHg,Na^+ 133 mmol/L,K^+ 3.7 mmol/L,乳酸(Lac) 1.6 mmol/L,HCO_3^- 32 mmol/L,碱剩余(BE) 9.4 mmol/L。

入院诊断:①急性肺栓塞;②围产期心肌病;心腔血栓待排,心律失常,窦性心动过速,心包积液,心功能Ⅳ级(NYHA 分级);③胸腔积液(双侧);④低蛋白血症;⑤贫血(中度);⑥剖宫产术后。

❷ 病情演变

患者病情危重,床旁超声(见图 3)示左房 44 mm,左室 50 mm,室壁动度弥漫减低,估测左心射血分数(LVEF) 0.20;左室心腔近心尖部见血栓影(见图 3);二尖瓣中度反流,三尖瓣中度反流;估测肺动脉压 40 mmHg。下腔静脉宽度 23 mm,随呼吸变异度差。双侧大量胸腔积液。双侧股静脉、腘静脉未见血栓影。患者呼吸频促,喘憋明显,考虑双侧大量胸腔积液,肺不张,3 月 31 日行胸腔穿刺置管引流术,引流出深黄色胸腔积液并送检。4 月 8 日拔除引流管。

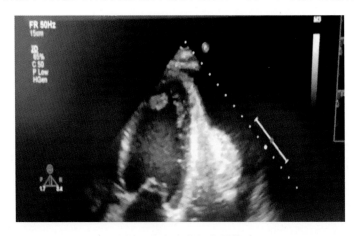

图 3　患者床旁超声图像

4 月 2 日晨间,患者出现言语含糊。查体见伸舌右偏,双侧瞳孔等大等圆约 3 mm,对光反射存在,颈软,脑膜刺激征(一),右侧肢体肌张力低,右侧肢体肌力

0 级,左侧肢体肌力、肌张力正常,右侧巴氏征(＋),左侧巴氏征(－),感觉未见异常。颅脑 CT 平扫示左侧基底节区、邻近脑白质区低密度影,梗塞可能(见图 4)。

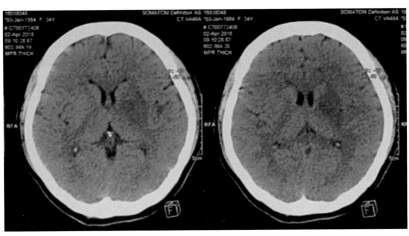

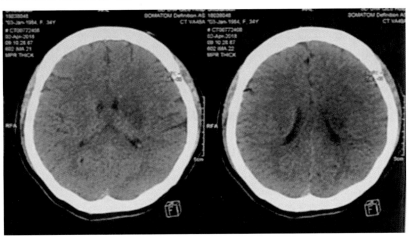

图 4　患者颅脑 CT 检查结果

患者心率快,维持在 120～145 次/分,用伊伐布雷定控制心率。4 月 10 日复查氨基末端脑钠肽前体(NT-proBNP)34 900 ng/L。4 月 18 日复查 CT 示左侧基底节及脑白质区片状低密度影,边界清,脑室系统无明显扩大,脑沟裂不宽,中线居中(见图 5)。肺动脉主干及左右肺动脉充盈良好,双侧肺动脉分支管腔内见充盈缺损,肺动脉管径增粗,约 3.8 cm(见图 6)。双肺见斑片状不规则密度增高影,右肺上叶前段及右肺中叶外侧段见团片状高密度影,右肺中叶病变内见含气腔隙。双侧见胸腔积液征象。图 6 所示为患者复查肺动脉 CTA 的结果。

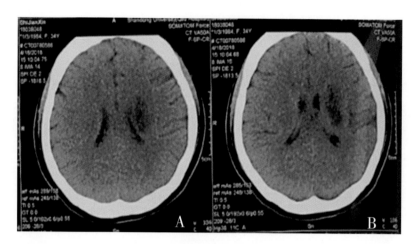

图 5　复查颅脑 CT 结果

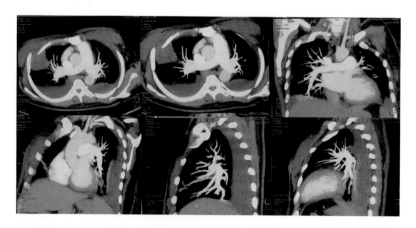

图 6　患者复查肺动脉 CTA 结果（一）

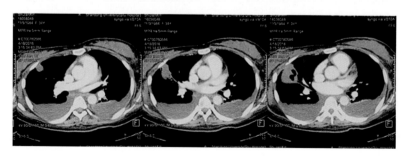

图 6　患者复查肺动脉 CTA 结果（二）

❸ 检查评估

4月1日,患者检查甲状腺功能,结果为正常;检查贫血系列:铁蛋白444.9 ng/mL(13～400),维生素 B_{12} 635.100 pg/mL(243～894),叶酸6.910 ng/mL(3.89～19.8)。4月2日,患者行风湿系列检查,结果为阴性。C反应蛋白176 mg/L(0～8),抗中性粒细胞胞浆抗体(PR3-ANCA)1.08 U/mL(<5),抗中性粒细胞胞浆抗体(MRO-ANCA)1.09 U/mL(<5)。

4月3日,患者检查胸水常规:李瓦特试验阳性;胸水生化:腺苷脱氨酶4 U/L;胸水乳酸脱氢酶:384 U/L(120～230);胸水细胞学:淋巴及中性粒细胞较易见,少数间皮细胞,未查见病理细胞。

4月9日,患者查 NT-proBNP 为 15 600 ng/L(300～450),4月10日复查。NT-proBNP 为 34 900 ng/L(300～450)。

4月10日,患者行肿瘤系列检查,结果为阴性。

4月11日,送检尿培养:屎肠球菌。

❹ 鉴别诊断

妊娠期高血压疾病性心脏病(简称"妊高心"):是妊娠高血压的并发症之一,是在妊娠期高血压疾病基础上发生的急性左心衰,多在妊娠晚期或产后24～48小时突然出现心力衰竭、呼吸困难、面色苍白或发绀、咳嗽带粉红色泡沫状痰或血痰、气急等。患者发病时间、起病情况、超声心动图检查有助于鉴别诊断。

应激性心肌病:主要临床特征表现为短暂左心室收缩功能异常,其多发生于绝经后的女性,且患者发病前普遍伴有较为强烈的精神应激和(或)躯体应激。

贫血性心脏病:贫血时间长,程度重,血红蛋白多在 60 g/L 以下,心脏扩大不明显,贫血纠正后心衰症状改善。围产期心肌病贫血程度较轻,但心脏增大显著。

缺血性心肌病:患者多为中老年,存在吸烟、肥胖、高血压、糖尿病、高脂血症等危险因素,患冠心病多年,心肌长期慢性缺血致心功能明显降低,心电图示缺血性 ST-T 改变等,超声心动图示节段性室壁运动减低,冠脉造影可证实冠脉病变。

❺ 治疗详情和预后

患者入院后急性生理与慢性健康（APACHE Ⅱ）评分 16 分。给予那屈肝素钙抗凝、磷酸肌酸心肌保护、头孢曲松抗感染等。4 月 2 日患者突发急性脑梗死，考虑系心腔内血栓脱落所致，结合颅脑 CT，未见明显脑水肿，同时考虑心力衰竭因素，不适宜应用甘露醇。应用白蛋白及蛋白后利尿剂减轻脑细胞内水肿，减慢滴注速度，避免白蛋白输注后加重心脏负荷。加用奥拉西坦、依达拉奉脑保护治疗。心脏超声见左室心尖部血栓影，血栓脱落风险高，暂不适宜强心治疗，以减轻心脏前后负荷为主，应用速尿、螺内酯、重组人脑利钠肽。患者仍有高热，为尽快控制感染，抗生素升级为美罗培南。增加能量供给，保证热卡，控制出入量。

患者反复发热，白细胞和降钙素原（PCT）持续升高，考虑合并耐药球菌或耐碳氢霉烯的 G⁻ 杆菌，抗生素降阶为头孢哌酮舒巴坦，联用利奈唑胺抗球菌。4 月 11 日送检的尿培养结果也证实了这种推测。

患者心率一直过快，予以伊伐布雷定控制心率。次日复查 NT-proBNP 显著升高，加用左西孟旦改善心脏功能，之后应用西地兰强心。

4 月 18 日，复查 CT 示左侧基底节及邻近脑白质区梗塞，双肺动脉栓塞，肺动脉高压表现，双侧见胸腔积液，双肺炎症，继续抗感染治疗，治疗后复查。

4 月 22 日，患者病情稳定，NT-proBNP 降至 2 860 ng/L，回当地医院继续抗炎、华法林抗凝、改善心脏功能及康复治疗。

二、分析讨论

患者心脏超声示左心扩大，左室收缩功能减低，虽然贫血，但血清铁蛋白、维生素 B₁₂、叶酸正常，甲状腺功能正常。因此不支持贫血性心肌病、甲状腺功能相关性心肌病。免疫指标正常亦不支持自身免疫疾病累及心肌。产后半个月出现心衰表现，提示患者的心肌病变是在产后出现，进展迅速，心脏收缩功能重度减退，这更符合围产期心肌病。

围产期心肌病（peripartum cardiomyopathy，PPCM）[1]是指既往无其他心血管疾病，在妊娠最后 1 个月至产后 5 个月内出现以左室收缩功能减低和心力衰竭为主要临床表现的心肌病。

2000 年,美国国家心肺血液研究所和国立卫生研究所推荐的诊断标准为[2]:①发生在妊娠最后 1 个月至产后 5 个月内的心力衰竭;②无确切引起心力衰竭的其他原因;③既往无心血管疾病史或在妊娠最后 1 个月前无任何确诊的心血管疾病;④超声心动图证实左室收缩功能异常,左室射血分数小于 45%,和(或)缩短分数小于 30%,和左室舒张末内径与体表面积比值大于 2.77 cm/m²。2010 年,欧洲心脏病学会提出的 PPCM 定义为[3]:PPCM 是特发性心肌病,在妊娠末期或产后几个月内出现的以左室收缩功能障碍为主的心力衰竭,无其他导致心力衰竭的病因存在。

PPCM 的病因和机制尚不清楚,许多假说被提出。早期关于营养失调,如硒和其他微量营养素缺乏的说法,在对海地 PPCM 患者的研究中未能得到证实,尽管可能存在未经确认的营养因素[4]。有人提出了导致 PPCM 的多种原因[5],包括激素调节异常、先天性和适应性免疫系统的作用以及自身抗体、祖细胞树突状细胞、T 和 B 淋巴细胞、细胞因子和趋化因子的参与,到目前为止,尚未明确原因,病因可能是多因素的,涉及遗传易感性[6]、病毒感染[7]、炎症、自身免疫反应等。PPCM 可发生于不同年龄,常见于 30 岁以上的孕妇。PPCM 的发病也存在地域和种族差异[8]。常见的危险因素[9]包括年龄、经产妇、多次妊娠、黑人、妊娠期高血压、先兆子痫、酒精、家族史等。

PPCM 的诊断主要依据临床表现和心脏超声检查。突出的临床表现是心力衰竭的症状和体征,表现为乏力及活动耐量下降、阵发性夜间呼吸困难及端坐呼吸等。查体发现肺部啰音、颈静脉充盈、肝大、腹水及双下肢水肿等。心脏超声是评估 PPCM 严重程度和预后的重要检查手段。超声心动图可以表现为左室射血分数、左室缩短分数降低,左室舒张末内径增大、全心扩大、瓣膜不同程度的反流、心腔内血栓、少量的心包积液、肺动脉高压、甚至右室功能异常等。诊断PPCM,要首先排除其他引起心肌损害的原因,如感染、缺血、心脏瓣膜病、中毒、代谢性因素等。

PPCM 的治疗主要是针对心力衰竭的治疗,如液体管理、利尿剂、β 受体阻滞剂、血管紧张素转换酶抑制剂(ACEI)、洋地黄、左西孟旦、重组人脑利钠肽等。其他治疗包括抗凝治疗、抗心律失常药物、免疫调节剂等。对于严重心力衰竭,合并心源性休克的患者可以考虑应用主动脉内球囊反搏(intra aortic balloon pump,IABP)和体外膜肺氧合(extracorporeal membrane oxygenation,ECMO)。国外一项回顾性研究[10],分析了 88 例合并心源性休克的 PPCM 患者接受静脉—动脉(VA)ECMO 治疗的情况。总的来说,72% 的患者撤离了 ECMO 支持,其中 10％的患者最终接受了心室辅助装置或心脏移植，64％的患者存活至出院。与生存率下降相关的因素包括神经系统并发症，特别是中枢神经系统出血。

PPCM 预后与心功能不全高度相关。死亡的常见原因是血栓栓塞、严重充血性心力衰竭、心律失常。50％的 PPCM 患者在产后半年心功能可以恢复。国外学者[11]进行的一项队列前瞻性实验研究显示，使用 β 受体阻滞剂 6 个月后，PPCM 患者的 T 波峰值至 T 波末端的间隔（TPTE）有所改善。在 PPCM 患者中应用 β 受体阻滞剂有望预防 PPCM 人群的心源性猝死。

三、案例启示

PPCM 患者存在心室收缩功能降低和高凝状态，易形成心腔内血栓，栓子脱落则造成其他脏器的栓塞，如肺、脑、肾、脾等，甚至是冠状动脉或外周动脉的栓塞。本病例提示我们应该充分认识 PPCM 患者的高凝状态，给予积极的抗凝治疗，降低心腔内血栓形成的风险及栓塞事件的发生。

快速心律失常持续发作可导致心肌能量耗竭，心肌高能磷酸盐耗竭。考虑到快速心律失常是心肌损害的主要因素，可能是该患者心衰难以得到有效控制的原因，有效控制心室率可以部分恢复心功能。加用 β 受体阻滞剂控制心率，有加重心衰的风险。因此，选择伊伐布雷定，使心室率得到有效的控制。

临床上有许多因素如感染、贫血、心律失常等，可在心力衰竭基本病因的基础上诱发或加重心力衰竭，应注意抗感染，纠正贫血，控制心律失常治疗，消除诱发因素。在强心治疗方面，左西孟旦是钙离子增敏剂，增强心肌收缩力，不激活交感神经系统，不增加心肌耗氧量。激活 ATP 敏感性 K^+ 通道，扩张血管，减轻心脏的前后负荷。重组人脑利钠肽的应用，可以降低体循环和肺循环阻力，降低左心及右心后负荷，利钠排尿，显著改善心衰患者血流动力学状态和迅速缓解呼吸困难的症状。

参考文献

[1]DEMAKIS J G，RAHIMTOOLA S H，SUTTON G C，et al. Natural course of peripartum cardiomyopathy[J]. Circulation，1971，44(6)：1053-1061.

[2]PEARSON G D，VEILLE J C，RAHIMTOOLA S，et al. Peripartum cardiomyopathy：national heart，lung，and blood institute and office of rare diseases（national institutes of health）workshop recommendations and review

［J］．JAMA，2000，283（9）：1183-1188.

　　［3］KAREN S，DENISE H K，PETRIE M C，et al. Current state of knowledge on aetiology，diagnosis，management，and therapy of peripartum cardiomyopathy：a position statement from the heart failure association of the european society of cardiology working group on peripartum cardiomyopathy ［J］．Eur J Heart Fail，2010，12（8）：767-778.

　　［4］LATA I，GUPTA R，SAHU S，SINGH H，et al. Emergency management of decompensated peripartum cardiomyopathy［J］．J Emerg Trauma Shock，2009，2（2）：124-128.

　　［5］PHILLIPS S D，WARNES C A. Peripartum cardiomyopathy：current therapeutic perspectives［J］．Curr Treat Options Cardiovasc Med，2004，6：481-488.

　　［6］LEE Y Z J，JUDGE D P. The role of genetics in peripartum cardiomyopathy［J］．J Cardiovasc Transl Res，2017，10（5）：437-445.

　　［7］KREJCI J，POLOCZKOVA H，NEMEC P. Current therapeutic concepts in peripartum cardiomyopathy［J］．Curr Pharm Des，2015，21（4）：507-514.

　　［8］PATEL P A，ROY A，JAVID R，et al. A contemporary review of peripartum cardiomyopathy［J］．Clin Med，2017，17（4）：316-321.

　　［9］KARAYE K M，HENEIN M Y. Peripartum cardiomyopathy：a review article［J］．Int J Cardiol，2013，164（1）：33-38.

　　［10］OLSON T L，O'NEIL E R，RAMANATHAN K，et al. Extracorporeal membrane oxygenation in peripartum cardiomyopathy：a review of the elso registry［J］．International Journal of Cardiology，2020，311：71-76.

　　［11］ACHMAD C，IQBAL M，KARWIKY G，et al. T-peak to t-end improvements after beta-blocker administration in peripartum cardiomyopathy patients［J］．Cardiology Research，2020，11（3）：185-191.

（曹立军）

案例 2

IABP 联合应用 ECMO 救治重症心肌炎

一、病例分享

❶ 初步病史

  患者女性,20 岁,因"发热 3 天,胸痛 2 天"于 20××年 7 月 15 日 0:03 来我院。患者 3 天前无明显诱因出现发热,伴头痛,体温最高 38 ℃,无咽痛,无咳嗽、咳痰,自服"阿莫西林、尼美舒利"后体温降至正常。2 天前再次发热伴胸痛,胸痛呈阵发性,持续 10 分钟左右,活动后加重,伴胸闷,无明显心悸,当地医院胸部 CT 未见明显异常,自服"萘普生、阿莫西林",仍频发胸痛,当地医院检查心肌损伤标志物 CK-MB 56.42 ng/mL、cTNI 43.56 ng/mL 及 Myo 92.1 ng/mL 均升高,心电图示室性早搏二联律、ST-T 改变(见图 1),心脏彩超示 LVEF 0.63 伴节段性室壁运动不良,考虑"病毒性心肌炎",对症治疗效果欠佳,转入我院急诊科。

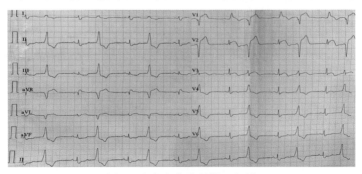

图 1　患者在外院所做心电图

既往史:既往体健,发病前同时从事护理员和法院书记员两份工作,否认不良嗜好,月经史规律,未婚未育。

入院查体:T 36.8℃,P 85 次/分,R 20 次/分,BP 93/52 mmHg,青年女性,神志清,精神差,半卧位,呼吸浅促,双肺呼吸音粗,可闻及少量湿啰音,心率约85 次/分,心音略低,可闻及早搏,各瓣膜听诊区未闻及病理性杂音,腹软,肝区叩痛,上腹部轻压痛,反跳痛拒查,肠鸣音稍弱,双下肢无水肿,病理征未引出。

辅助检查:

心电图:患者入急诊科后所做心电图如图 2 所示。

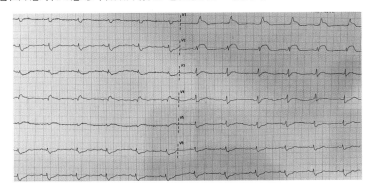

图 2　患者入急诊科后所做心电图

血常规(7 月 15 日):白细胞(WBC)6.07×10⁹/L,中性粒细胞百分含量(NEU%)75.90%,红细胞(RBC)4.01×10¹²/L,血红蛋白(HGB)122 g/L,血小板(PLT)186×10⁹/L。

凝血系列(7 月 15 日):血浆凝血酶原时间(PT)14.0 s,凝血酶原时间-国际标准化比值(PT-INR)1.08,活化部分凝血活酶时间(APTT)33.90 s,纤维蛋白原(Fib)4.41 g/L,凝酶时间(TT)15.20 s,D-二聚体 0.57 μg/mL,纤维蛋白降解产物(FDP)3.08 μg/mL。

肝肾功能血生化(7 月 15 日):谷丙转氨酶(ALT)67 IU/L,谷草转氨酶(AST)140 IU/L,总蛋白(TP)71 g/L,白蛋白(ALB)39 g/L,总胆红素(TBIL)10 μmol/L,血清肌酐(Cr)41 μmol/L,血尿素氮(BUN)4.2 mmol/L,K 4.09 mmol/L,Na 138 mmol/L。

心肌酶(7 月 15 日):磷酸肌酸同工酶(CK-MB)139 mg/L,超敏肌钙蛋白(cTnI)4.4 mg/L,肌红蛋白(Myo)154 mg/L,NT-proBNP 2420ng/L。

感染指标(7 月 15 日):C-反应蛋白(CRP)41.52 mg/L,血清淀粉样蛋白

A(SAA)5.0 mg/L。

入院诊断:发热待查,病毒性心肌炎待排。

❷ 病情演变

患者来诊前已通过发热门诊核酸检测排除新型冠状病毒相关疾病。入急诊科后,根据病史、初步检验结果和心电图,考虑病毒性心肌炎的可能性大,给予监护、吸氧和营养心肌等治疗,患者反复述腹胀、腹痛、恶心、纳差,解痉药物治疗效果欠佳。行床旁超声示:左室动度弥漫性降低,下腔静脉变异度几乎消失,肝脾密度接近,考虑肝淤血可能性大。患者来诊后血压呈下降趋势,结合心电图动态变化,考虑暴发性心肌炎不除外,紧急收住急诊监护病房(EICU)并置入主动脉球囊反搏(IABP)辅助。患者入住 EICU 后仍述腹痛、恶心,复查 D-二聚体较前明显升高,淀粉酶及 HCG 正常,完善腹部 CT 平扫＋肠系膜血管 CTA 检查排除肠系膜血管栓塞性疾病及其他急腹症。患者反复发生室性心动过速,电复律及胺碘酮均不能维持窦性心律;血压不能维持,泵入去甲肾上腺素以维持血压,剂量逐渐上调,意识逐渐模糊,血乳酸水平持续增高。考虑患者既往体健,且体外膜肺(ECMO)对于暴发性病毒性心肌炎治疗效果较好,与患者家属充分沟通后行 V-A ECMO 支持。上机后患者未再发作室性心律失常,意识转清,去甲肾上腺素用量逐渐下调至停用,常规通过检测 ACT/APTT 调整肝素用量。患者应用 ECMO 过程中出现 PLT 进行性下降,更换阿加曲班抗凝。整个 ECMO 支持过程中,严密检测患者红细胞及凝血变化,及时补充红细胞和血浆治疗。应用ECMO 后 6 天,患者症状明显好转,腹痛、腹胀缓解,转氨酶显著下降,床旁超声监测患者左室动度逐步恢复,撤除 ECMO,保留 IABP。2 天后再次评估患者心脏功能,心功能持续好转,撤除 IABP。继续密切监护生命体征、吸氧和营养心肌治疗 2 周后,患者病情稳定,各项指标明显恢复,肝肾功、血生化、血常规等均未见明显异常,心脏彩超示 LVEF 0.62,出院回家继续休养。电话随访患者一般情况良好,自理能力已经恢复到病前水平。

❸ 检查评估

患者自 7 月 16 日至 8 月 8 日的各项实验室检查结果如表 1~表 5 所示。另外,患者在 7 月 16 日的甲状腺功能检查结果如下:FT3 3.09 pmol/L,FT4 15.77

pmol/L,TSH 1.816 μIU/mL。7 月 16 日的感染指标:SAA 172.31 mg/L。7 月 18 日,风湿系列:CRP 16.90 mg/L,其余风湿相关抗体均为阴性。大便潜血:OB 弱阳性。7 月 19 日,心肌酶:cTNI 0.91 mg/L,NT-proBNP 3950 ng/L。尿常规:RBC 92.84 p/μL,BLD++,VC+。7 月 25 日,感染指标:PCT 0.051 ng/mL。8 月 8 日,感染指标:PCT 0.033 ng/mL。

表 1 患者血常规检查结果

	7月16日	7月17日	7月18日	7月19日	7月20日	7月21日	7月22日	7月23日	7月24日	7月25日	7月31日	8月08日
WBC/L	7.55×10^9	16.84×10^9	13.36×10^9	12.59×10^9	13.24×10^9	16.03×10^9	18.78×10^9	18.37×10^9	17.58×10^9	14.57×10^9	10.14×10^9	4.08×10^9
NEU/%	71.60	85.80	88.60	89.50	89.30	91.70	89.50	89.50	88.80	86.20	69.10	55.70
RBC/L	3.63×10^{12}	3.01×10^{12}	3.14×10^{12}	2.68×10^{12}	3.39×10^{12}	2.82×10^{12}	3.21×10^{12}	3.28×10^{12}	3.31×10^{12}	3.76×10^{12}	3.45×10^{12}	3.58×10^{12}
HGBg/L	110	95	94	83	101	84	95	98	98	116	104	110
PLT/L	208×10^9	159×10^9	113×10^9	70×10^9	69×10^9	56×10^9	68×10^9	76×10^9	85×10^9	193×10^9	282×10^9	204×10^9

表 2 患者肝肾功能检查结果

	7月16日	7月17日	7月18日	7月19日	7月20日	7月21日	7月22日	7月23日	7月24日	7月25日	7月31日	8月08日
ALT/(IU/L)	58	598	2409	1418	1096	635	482	334	236	142	109	33
AST/(IU/L)	150	569	2116	324	140	77	58	37	29	33	33	20
TP/(g/L)	61.8	65.6	56.5	59.0	71.0	53.5	—	59.7	55.3	58.3	64.9	66.3
ALB/(g/L)	32.1	31.0	23.5	29.2	32.9	28.0	34.3	34.9	34.0	38.3	45.2	46.2
TBIL/(μmol/L)	10.3	16.8	19.8	12.9	22.0	19.8	—	15.8	10.8	11.7	14.4	12.0
Cr/(μmol/L)	67	117	49	50	49	47		46	41	44	38	44
BUN/(mmol/L)	5.7	7.75	4.20	2.60	2.72	2.84		4.33	4.90	5.05	5.18	5.20
K/(mmol/L)	4.28	4.37	3.75	4.76	3.96	4.20	4.15	4.01	3.99	—	4.67	4.17
Na/(mmol/L)	143	139	137	137	139	142	140	139	136	—	141	139

表 3　患者血气分析检查结果

	7月16日	7月17日	7月18日	7月19日	7月20日	7月21日	7月22日	7月23日	7月24日
pH	7.44	7.47	7.47	7.46	7.47	7.48	7.48	7.36	7.48
PO_2/mmHg	95	74	135	74	70	75	66	73	65
PCO_2/mmHg	36	31	30	34	36	31	36	45	35
BEecf/(mmol/L)	0.3	4.4	2.0	1.7	1.6	1.1	1.6	1.3	1.5
Lac/(mmol/L)	1.3	−1.1	−1.9	−1.7	2.5	−0.4	3.3	0.0	2.6
SO_2/%	98	96	99	95	95	96	94	94	94

表 4　患者凝血系列检查结果

	7月16日	7月17日	7月24日	7月25日
PT/s	14.3	26.4	14.40	11.70
PT-INR	1.18	2.43	1.24	1.01
APTT/s	32.90	89.50	27.00	26.70
Fib/(g/L)	4.01	1.88	1.02	1.53
TT/s	15.60	161.40	20.20	14.90
D-二聚体/(μg/mL)	7.59	>20	1.57	0.85
FDP/(μg/mL)	8.18	80.51	—	—

表 5　患者心肌酶检查结果

	7月16日	7月17日	7月18日	7月19日	7月23日	7月24日
CK-MB/(mg/L)	154	—	46	—	—	—
cTNI/(mg/L)	3.8	4.8	1.3	0.91	0.17	0.081
Myo/(mg/L)	185	—	80	—	—	—
NT-proBNP/(ng/L)	3210	12900	6360	3950	2540	2310

❹ 鉴别诊断

急性心肌梗死:虽然青年女性罹患心肌梗死的可能性很小,但该患者有胸痛,心肌酶升高的情况,要与急性心肌梗死相鉴别。常规的动脉粥样硬化斑块导致的心肌梗死,大多有冠心病病史,突然发病,心电图显示有 ST 段动态改变,血清心肌酶及肌钙蛋白升高,通过冠脉 CTA 或者冠脉造影可以明确诊断。

肺栓塞:有下肢静脉血栓或口服避孕药、肿瘤、产程羊水栓塞等栓子来源或高危因素,临床表现为胸痛、胸闷、咳血,部分患者有晕厥、心律失常等症状,可有心电图Ⅰ导 S 波Ⅲ导 Q 波Ⅲ导 T 波、右室面导联缺血性改变等特征性改变,D-二聚体升高,血气分析示Ⅰ型呼吸衰竭,心脏彩超示右室负荷重表现,肺动脉高压,肺动脉 CTA 或者肺动脉造影可明确诊断。

❺ 治疗详情和预后

患者入抢救室后,根据心电图、床旁超声和心肌酶包括 NT-proBNP 的检查结果,考虑患者病毒性心肌炎的可能性大。心电监护示室性早搏,给予吸氧,患者述腹痛、腹胀明显,考虑为心力衰竭导致肝淤血所致,主要治疗以解痉、改善心力衰竭、营养心肌和支持治疗为主。7 月 15 日 14:24 心电监护示频发室性早搏,患者述腹痛难忍,给予患者盐酸布桂嗪 50 mg 肌内注射,胺碘酮微量泵入治疗,查血气分析示 Lac 2.9 mmol/L,考虑患者经过积极治疗效果不明显,向患者家属讲明病情,建议置入 IABP 支持治疗,患者转入 EICU。

患者植入 IABP 后继续泵入胺碘酮及人脑利钠肽,仍有胸痛、胸闷、剑突下疼痛、食欲差。心电监护示:心率(HR) 61 次/分,R 18 次/分,BP 96/70 mmHg,SPO₂ 100%。复查血气分析示:pH 7.44,PO₂ 95 mmHg,PCO₂ 36 mmHg,BEecf 0.3 mmol/L,Lac 1.3 mmol/L,SO₂ 98%;心肌酶示:CK-MB 154 mg/L,cTNI 3.8 mg/L,Myo 185 mg/L,NT-proBNP 3 210 ng/L,乳酸较前下降。考虑 IABP 治疗有效,但 NT-proBNP 仍呈升高趋势,心力衰竭改善不明显,继续给予胺碘酮稳定患者心电活动,给予人免疫球蛋白和甲强龙抑制异常免疫反应,应用磷酸肌酸、大剂量维生素 C、辅酶 Q₁₀ 等优化心肌能量代谢,适当利尿结合人脑利钠肽减轻心脏负荷。

7 月 16 日中午,患者恶心、呕吐,上腹部疼痛明显,先后给予甲氧氯普胺、昂丹司琼及间苯三酚效果不好,症状持续不缓解,急查脂肪酶、淀粉酶和 β-HCG 均在正常范围,复查 D-二聚体较前升高至 7.59 μg/mL,考虑患者血栓性急腹症不除外。完善腹部 CT 平扫+肠系膜血管 CTA 检查(见图 3),根据结果排除肠系膜血管血栓性疾病及其他急腹症。21:30 心电监护示室性心动过速,给予非同步电复律,后再次发生两次室性心动过速,前后共给予电复律 3 次,复查血气分析示 Lac 2.7 mmol/L,平均动脉压及有创平均压均在 50 mmHg 左右,给予去甲肾上腺素微量泵入维持血压。

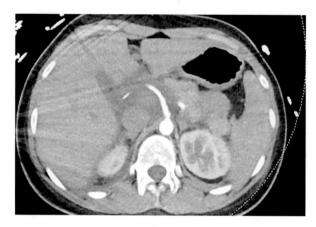

图 3　患者肠系膜血管 CTA 提示肠系膜血管未见栓塞

7 月 17 日,患者精神极差,仍述有剑突下疼痛,腹胀明显,查体双肺呼吸音粗,可闻及大量湿啰音,床旁超声示左室动度弥漫性降低,双肺可见大量 B 线,复查血气分析示:pH 7.47,PO_2 74 mmHg,PCO_2 31 mmHg,Lac 4.4 mmol/L,SPO_2 96%,将甲强龙加量应用,继续应用人免疫球蛋白、磷酸肌酸、大剂量维生素 C、辅酶 Q_{10} 等药物支持治疗。患者病情危重,心源性休克,IABP 效果欠佳,血压需要去甲肾上腺素维持,多次发生恶性心律失常,乳酸水平持续升高,有行 ECMO 支持的指征。7 月 17 日 11:45,在患者清醒状态下,常规置入 VA-ECMO(见图 4),肝素全身抗凝,并置入远端灌注管。

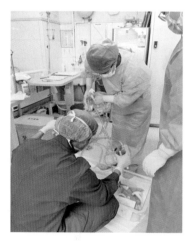 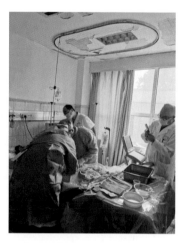

图 4　床旁 VA-ECMO 置入术(左图为管路预充,右图为床旁置入)

患者置入 ECMO 后(见图 5),常规监测 APTT 及 ACT 变化,调整肝素用量;监测血常规,根据 HGB 变化输注红细胞,继续给予甲强龙、人免疫球蛋白抑制免疫反应,磷酸肌酸、大剂量维生素 C 和辅酶 Q_{10} 优化能量代谢。7 月 19 日复查血常规示:PLT 70×10^9/L,较前明显下降,考虑不能排除 HIT,改为阿加曲班抗凝。

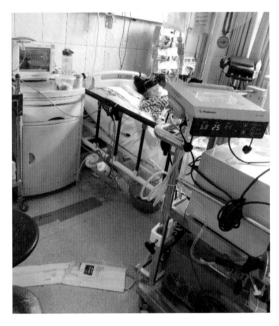

图 5　患者置入 ECMO 后

7 月 21 日,患者述无腹痛腹胀,无胸痛胸闷,心电监护示:HR 62 次/分,BP 105/68 mmHg;血气分析示:pH 7.48,PO_2 75 mmHg,PCO_2 31 mmHg,Lac 1.1 mmol/L,BEecf -0.4 mmol/L,SO_2 96%;复查床旁超声示:室间隔动度稍弱,其余动度尚可,估测 LVEF 0.45,患者心肌动度较前恢复,逐步下调 ECMO 转速,减少 ECMO 支持力度,准备撤机,同时甲强龙减量,继续给予优化心肌能量代谢。

7 月 23 日,患者神志清,述无胸痛胸闷,食欲较前好转,心电监护示:HR 56 次/分,BP 119/61 mmHg;血气分析示:pH 7.36,PO_2 73 mmHg,PCO_2 45 mmHg,Lac 1.3 mmol/L,BEecf 0.0 mmol/L,SO_2 94%;复查床旁超声示:左室心肌动度较前有改善,估测 LVEF 0.50,患者血流动力学稳定,撤除 ECMO,局麻下拔除 ECMO 置管,右侧股静脉按压 30 分钟,左侧股动脉给予补片修补成形术。

7月24日,患者病情好转,转入普通病房。

7月25日,撤除IABP支持。甲强龙逐渐减量,心肌优化能量代谢药物逐渐过渡至口服药物。

8月4日,复查常规心脏超声示:左房35 mm,左室46 mm,右房36 mm×40 mm,右室26 mm,室间隔9 mm,左室后壁9 mm,升主动脉26 mm,主肺动脉22 mm,LVEF 0.62(Simpson法),左室下后壁中上段回声增强,增厚率减低,动度尚可,余室壁动度正常。患者复查血常规:WBC $4.08×10^9$/L,NEU% 55.70%,RBC $3.58×10^{12}$/L,HGB 110 g/L,PLT $204×10^9$/L;肝肾功+生化:ALT 33 IU/L,AST 20 IU/L,TP 66.3 g/L,ALB 46.2 g/L,TBIL 12.0 μmol/L,Cr 44 μmol/L,BUN 5.20 mmol/L,K^+ 4.17 mmol/L,Na^+ 139 mmol/L;感染指标:PCT 0.033 ng/mL,均无异常。

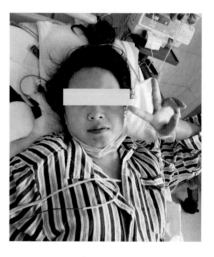

图6 患者出院时照片

患者于8月11日出院(见图6)。随访患者预后好,已经恢复日常体力活动(见图7)。

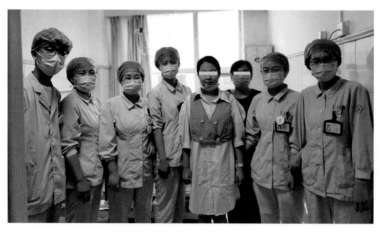

图7 患者及母亲半月后返回医院随访与我科ECMO护理团队合影

二、分析讨论

关于心肌炎诊断标准方面,根据 2013 年 ESC 的立场声明推荐,所有临床疑似心肌炎的患者要考虑进行选择性冠状动脉造影和心内膜心肌活检(endomayo-cardial biopsy,EMB)检查,确诊心肌炎需要根据 EMB 得到诊断性的发现,包括组织学和免疫组化染色。但目前国内很少医院可以做到 EMB 检查,因此根据 ESC 关于临床疑似心肌炎诊断标准的立场声明中,要求患者至少满足一项以下心肌炎临床表现或者至少满足 2 项诊断标准。诊断心肌炎通常还要求患者没有其他可以引起其临床表现的疾病,比如冠脉狭窄大于 50% 的心血管疾病,心脏瓣膜性疾病或者先天性心脏病等,以及心外疾病,包括甲状腺功能亢进。

心肌炎临床表现:急性胸痛;新发(数日到 3 个月)或者加重的静息/运动呼吸困难和(或)乏力,可伴有左心衰和(或)右心衰征象;心悸和(或)不明原因的心律失常性症状和(或)晕厥,和(或)心脏性猝死;原因不明的心原性休克。

心肌炎诊断标准:心电图出现以下任何异常,Ⅰ度至Ⅲ度房室传导阻滞或束支传导阻滞、ST-T 改变(ST 段抬高或 T 波倒置)、窦性停搏、室性心动过速或室颤、心搏停止、心房颤动、R 波波幅显著降低、室内传导延迟(QRS 波增宽)、异常Q 波、低电压、频繁早搏或者室上性心动过速;肌钙蛋白 T 或者 I 升高;心脏成像(超声心动图、血管造影或者心脏磁共振)显示有功能性和结构性异常,新出现、不明原因左室和(或)右室功能异常(节段性室壁运动异常、全面性收缩或舒张功能障碍),可伴有心室扩大、室壁增厚、心包积液和(或)腔内血栓形成;心肌磁共振显示的组织特征,心肌炎特有的针剂延迟增强和(或)符合水肿表现。

有些辅助特征支持临床怀疑心肌炎:就诊时或在最近 30 日期间发热高于38 ℃,伴或不伴相关症状,如寒战、头痛、肌痛、不适、食欲下降、恶心、呕吐或腹泻;既往临床怀疑过或确诊过心肌炎;有毒物质暴露;心外自身免疫性疾病。

根据上面的诊断标准看,本例患者属于心肌炎,且伴有心源性休克,可以认为是暴发性心肌炎。对于合并心源性休克的暴发性心肌炎,目前治疗方法并不是很多,ECMO 或者 Impella 已经逐渐受到重视。目前 Impella 这种左室辅助装置国内尚处于学习阶段,而 ECMO 已经在很多医院得到了广泛的推广。对于合并心源性休克的心肌炎患者应用 ECMO 治疗效果比较好,但目前对于何时上机,仍存在争议,绝大部分专业人士认为:患者处于难以纠正的心源性休克状态且无 ECMO 辅助禁忌证时,建议尽早行 ECMO 辅助。难治性心源性休克患者尽早开始 ECMO 辅助,可能有助于改善患者预后。目前仍然没有相关前瞻随机对照试验明确心源性休克患者 ECMO 辅助的合适时机。循环衰竭患者接受 EC-MO 辅助的临床适应证和禁忌证也处于变化之中,其中临床适应证不断扩展,而禁忌证有缩小趋势。目前认为 ECMO 循环辅助相对禁忌证主要有高龄(年龄>75 岁)、严重肝脏功能障碍、恶性肿瘤晚期和合并存在抗凝禁忌证等。而合并主动脉瓣中-重度关闭不全与急性主动脉夹层动脉瘤为绝对禁忌证。本例患者应用 IABP 支持效果不佳,持续性心源性休克,血管活性药物用量逐渐增大,反复发生恶性心律失常,常规治疗办法无效,是典型的 ECMO 支持强适应证,在清醒状态下置入 VA-ECMO。ECMO 只是支持手段,争取时间以治疗原发病,ECMO 时间越长,越可能导致患者凝血机制紊乱,出现出血等并发症的可能性越大。给予 ECMO 支持不是治疗的结束,而是更多挑战的开始,应用 ECMO 之前就要考虑到是否可以停止 ECMO,什么时机停用 ECMO。ECMO 应用期间要及时处理各种并发症。EC-MO 体现了整个医护团队快速处理危机的能力和团结协作共同应对挑战的能力。

三、案例启示

对于年轻患者要及时给予强化治疗,争取患者良好的预后。

ECMO 要求医护团队具备快速处理危机的能力和团结协作共同应对挑战的能力。

参考文献

[1] CAFORIO A L, PANKUWEIT S, ARBUSTINI E, et al. Current state of knowledge on aetiology, diagnosis, management, and therapy of myocarditis: a position statement of the european society of cardiology working group on myocardial and pericardial diseases[J]. Eur Heart J, 2013, 34 (33): 2636-2648.

[2] 中国医师协会体外生命支持专业委员会. 成人体外膜氧合循环辅助专家共识[J]. 中华医学杂志, 2018, 98 (12): 886-893.

[3] 中华医学会心血管病学分会心血管急重症学组, 中华心血管病杂志编辑委员会. 心源性休克诊断和治疗中国专家共识 (2018) [J]. 中华心血管病杂志, 2019, 47 (4): 265-277.

(陈良 李瑞建)

预激综合征伴房颤患者心律转复后冠脉栓塞

一、病例分享

❶ 初步病史

患者男性,44岁,因"发作性心悸伴乏力1周,再发2小时"就诊于我院急诊科。近1周来频繁发作心悸、乏力,每次持续时间约5分钟。

既往史:诊断"预激综合征"10年,间断服用"胺碘酮"治疗,无高血压、糖尿病、冠心病病史。自述近2年来,频发胸闷、心悸、头晕,1~2分钟后可自行缓解。患者长期失眠、焦虑,每日睡眠时间1小时左右。

❷ 病情演变

入院时患者情绪烦躁,血压(BP)92/67 mmHg,被动体位,听诊心率过快,未闻及奔马律。急诊首份心电图(见图1):提示预激综合征伴心房颤动,心室率220次/分。

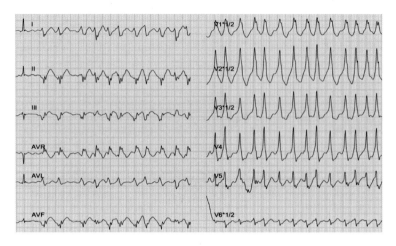

图 1 患者入院时心电图

初步诊断:心律失常;预激综合征伴心房颤动。

20××年 2 月 27 日 1 时 32 分,患者入抢救室,常规监护,静脉泵入艾司洛尔、胺碘酮控制心室率,预防性低分子肝素抗凝。患者心率仍然较快,烦躁不安。

20××年 2 月 27 日 2 时,患者自述头晕、胸闷明显加重,可对话交流,大动脉搏动极微弱,血压未能测出,因静脉已经连接胺碘酮泵,立即静脉推注胺碘酮0.15 g,推注过程中(1 分钟内)心电监护提示心律转为窦性心律,心室率约60 次/分。

2 时 7 分,第一次阿-斯发作心电图(见图 2):心室率 257 次/分。

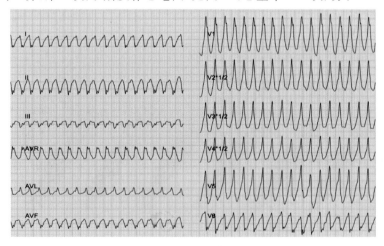

图 2 患者第 1 次阿-斯发作时心电图

转复后患者心悸、头晕症状缓解，大动脉搏动可触及，血压 119/75 mmHg，继续维持胺碘酮泵入。

3 时 7 分，复查心电图（见图 3）：窦性心律，多导联 ST 段下斜形压低。

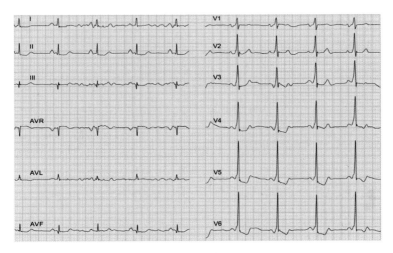

图 3　患者心律转复后心电图

20××年 2 月 27 日 4 时 39 分，患者再次发作头晕、胸闷加重伴黑蒙，血压不能测出，心电监护提示心室率约 65 次/分。4 时 39 分，第二次阿-斯发作心电图（见图 4）：Ⅲ、aVF 导联 T 波高尖，前壁导联 ST 段压低，考虑患者存在急性下壁心肌梗死，拟行急诊冠脉造影检查。10 余分钟后，患者症状再次缓解，生命体征恢复平稳。4 时 53 分，复查心电图（见图 5）：前壁导联 ST 段基本恢复至基线水平。

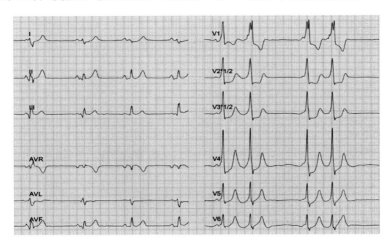

图 4　患者第二次阿斯发作时心电图

25

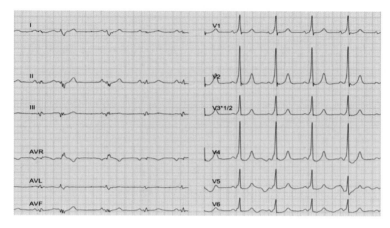

图 5　患者第二次阿斯发作症状缓解后心电图

自此至患者出院,未再发作阿-斯综合征,拟住院后行射频消融术。因患者急诊治疗过程中出现心脏缺血症状和心电图改变,住院后首先行冠脉 CTA 检查,以排查冠脉病变和心房内血栓。

❸ 检查评估

患者冠脉 CTA:冠脉分布为左优势型。右冠纤细,未见狭窄。左前降支近端偏心性斑块,中度狭窄。钝缘支(OM)近端局限显影浅淡,管腔显示狭窄且密度较淡(见图 6、图 7)。冠脉 CTA 影像提示患者 OM 近端局限性显影浅淡,计算 CT 值:126(见图 8、图 9)。

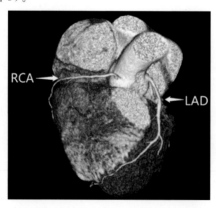

图 6　患者冠脉示 LAD 近端有中度狭窄,RCA 未见严重狭窄或血栓栓塞

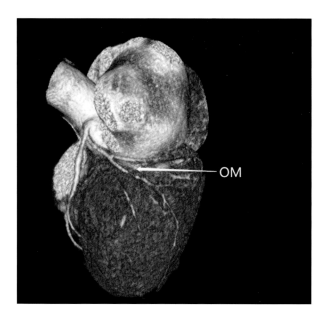

图 7　患者冠脉 CTA OM 可见造影剂充盈缺损

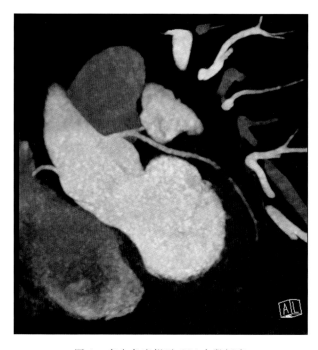

图 8　多个角度提示 OM 中段闭塞

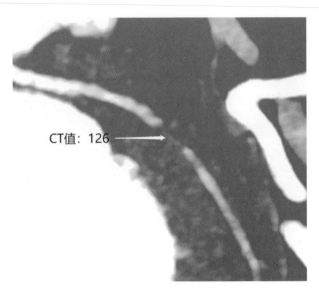

图 9　OM 中段 CT 闭塞处 CT 值 126

❹ 鉴别诊断

阿-斯综合征(Adams-Stokes 综合征)：即心源性脑缺血综合征,多见于高度房室传导阻滞、期前收缩后间歇太长、期前收缩太频繁、窦性停搏、尖端扭转型室性心动过速及心室率过快的室上性心动过速等。通常,室上性心动过速的心室率不会太快,因而不会引起阿-斯综合征,但如果原有脑动脉供血不足的情况存在,往往会引起本征。另外,心导管检查、胸膜腔穿刺、内镜检查均能反射性引起阿-斯综合征[1]。引起阿-斯发作的快速性心律失常包括：①室性快速性心律失常：室性心动过速(室速),心室扑动和心室颤动,频发多源室性期前收缩;②室上性快速性心律失常：阵发性室上性心动过速,心室率过快的心房扑动和心房颤动,预激综合征参与的快速性室上性心律失常。

缓慢性心律失常引起的心源性晕厥,可见于各种器质性心脏病,如急性心肌炎、急性心肌梗死、各型心肌病、先天性心脏病等。主要包括病态窦房结综合征、高度或完全性房室传导阻滞。

急性心脏排血受阻常见原因包括：原发性肥厚型梗阻性心脏病、重度二尖瓣狭窄(瓣口直径<0.8 cm)、主动脉瓣狭窄(瓣口面积<1 cm²)、心脏肿瘤(常见于左房黏液瘤)、心腔内附壁血栓、冠心病急性心肌梗死、急性肺栓塞、主动脉夹层、

心包压塞等。

先天性心脏病也可出现晕厥症状。

房颤时心房丧失收缩功能,血液容易在心房内淤滞而形成血栓,血栓脱落后可随着血液至全身各处,导致脑栓塞(脑卒中)、肢体动脉栓塞(严重者甚至需要截肢)等。

❺ 治疗详情和预后

该患者住院后分别于 2 月、4 月两次行电生理检查及射频消融术,术后使用达比加群抗凝、倍他乐克与胺碘酮预防快速心律失常发作。术后随访恢复良好,未再发作心脏缺血症状。

二、分析讨论

本病例中,患者第一-次阿-斯发作是因为预激综合征参与的房室折返性心动过速,心律转复后患者阿斯综合征缓解;第二次阿-斯发作,患者未出现明显的快速或缓慢心律失常,心电图提示下壁心肌梗死表现,虽然患者症状迅速缓解,CTA 提示存在冠脉血栓栓塞征象,考虑第二次阿-斯发作的原因为心肌梗死,患者冠脉突发栓塞,导致左心排出量急剧下降,从而发生晕厥。

患者既往没有冠心病病史,考虑患者各项风险,确实存在冠状动脉粥样硬化的可能,但心律转复后 2 小时,突发 T 波高尖,且冠脉 CTA 未发现冠状动脉粥样硬化表现,考虑本次冠脉栓塞血栓来源可能为房颤转复后血栓脱落。房颤合并血栓脱落是房颤常见的并发症,本病例中,血栓脱落至 OM 导致患者一过性下壁缺血而发作第二次阿-斯综合征,这种情况较为少见[2]。

根据最新《急性 ST 段抬高型心肌梗死治疗与管理指南》,该患者可以选择急诊冠脉造影评估冠脉情况,考虑患者本身心理因素和患者身体情况行紧急射频消融术,我们未再建议患者行冠脉造影检查。术后患者已规律口服达比加群抗凝治疗,计划 6 个月后择期行冠脉影像复查,观察血栓是否溶解。

三、病例启示

阿-斯综合征是急诊科常见急症之一,需要临床医生快速判断病因,医护团队协作救治。一名患者同一时段内先后发作两次原因不同的阿-斯综合征实属罕见,该病例提醒我们同一患者的两次同样的症状,可能需要不同的治疗策略,这就再次提醒急诊急救的医护工作者要更加仔细分析患者的每一次症状和原因,找到最合适的治疗策略。

冠状动脉 CTA 检查是一种常用的冠状动脉检查手段,除了常规评估冠脉病变的狭窄程度,冠脉 CTA 也正在尝试用于冠状动脉血流储配的检测。随着技术的快速进步,冠脉 CTA 这种无创检查方式可能会为临床提供更加详尽的诊断依据。

参考文献

[1]孙瑞龙.阿-斯综合征[J].临床内科杂志,1986,8(1):24-25.

[2]刘俊松,陈晓敏,杜为平,等.心房颤动患者左心房血栓脱落致急性心肌梗死一例[J].中华心血管病杂志,2014,42(006):527-528.

（商睿）

原发性软骨母细胞性心包骨肉瘤

一、病例分享

❶ 初步病史

患者男性,67岁。因"胸闷、憋喘10天"入院。患者10天前无明显诱因出现胸闷、憋喘,进行性加重,无法平卧,伴咳嗽、咳痰,为白色泡沫痰,伴双下肢水肿,无发热、头痛、头晕,无恶心、呕吐,遂至当地医院就诊,心脏超声发现大量心包积液,20××年8月21日行心包穿刺置管,分次引流出血性液体1000 mL左右,细胞学未见肿瘤细胞。引流量无明显减少,心包积液增长速度快。为求进一步诊治来我院急诊,查血常规:WBC 15.67×10⁹/L,NEU% 92.4%,HGB 129 g/L,PLT 194×10⁹/L;肝功:ALT 71 IU/L,GGT 67 IU/L,AKP 150 IU/L,ALB 31 g/L;D-二聚体1.88 μg/mL;肾功、血生化、PCT等未见异常。给予补充人血白蛋白、化痰、利尿等治疗,症状有所好转。现为求进一步治疗,转入病房。患者自发病来,饮食、睡眠欠佳,大小便无明显异常,体重无明显改变。

既往史:硅肺病史40余年,未规律诊治。自诉20年前患肺结核,曾抗结核治疗(具体不详)。

个人史:否认外地及疫区久居史;无烟酒等不良嗜好。

家族史:否认家族性遗传病史及传染病史。

体格检查:T 36 ℃,P104次/分,R 20次/分,BP 102/72 mmHg,体重70 kg,身高172 cm。老年男性,神志清,精神可。胸廓无畸形,双侧对称,呼吸均匀,双肺呼吸音粗,左肺呼吸音略低,双肺可闻及散在干、湿性啰音。心前区无隆起,心率104次/分,心律规整,心音低钝遥远,无明显病理性杂音。腹软,腹部无压痛,无反跳痛,莫菲(Murphy)征阴性,肝脾肋下未触及,肝肾区无叩痛,移动性浊音阴性,肠鸣音正常。双下肢无水肿,双侧巴氏征阴性。

❷ 病情演变

患者入院后行床旁超声示心包大量积液,行床旁心包穿刺引流出大量血性液体。心包积液常规:红细胞(＋＋＋＋),白细胞(＋＋);心包积液生化:腺苷脱氨酶28 U/L,总蛋白41.5 g/L,白蛋白22.7 g/L,球蛋白18.8 g/L,乳酸脱氢酶3 414 U/L;心包积液未找到细菌、真菌、抗酸杆菌;积液细胞学:中性粒细胞、淋巴细胞较易见,未见病理细胞。T-SPOT未见异常。

9月3日,患者行心脏超声检查示:LVEF:0.52,心包内占位(6.3 cm×7.9 cm),心包积液(大量),主动脉增宽,三尖瓣返流(轻度),左室充盈异常,透声窗差。患者行颈动脉超声示:双侧颈动脉粥样斑块形成。

9月4日,患者行PET-CT检查:①心包病变,双肺多发病变,双侧胸膜病变,上纵隔、双侧锁骨下、左侧腋窝及腹膜后(胰腺后方及腹主动脉旁)多发淋巴结病变,FDG代谢不同程度增高且多部位合并大量钙化,结合既往影像资料,考虑为结核(活动性及陈旧性混杂)可能性大,请结合临床。②心包积液,左侧胸腔积液。③考虑副脾,随访。④F18-FDG、PET-CT全身检查(颅脑至股上段)无其他明显异常发现。

给予患者营养心肌、利尿、补钾、化痰和静脉营养支持等治疗,较前好转。全院会诊考虑患者心包恶性肿瘤可能性大,遂转入心外科,患者病情急剧恶化,呼吸困难,心包积液迅速积聚。遂行心包肿物切除手术。术中见肿瘤大小约为12.0 cm×10.0 cm×8.0 cm,外观呈鱼肉样,部分包膜与心包粘连牢固。肿物起源于心包,包裹主肺动脉和左心耳。左肺上叶可见大量钙化和玻璃样结节。患者术中失血严重,肺表面与肿块周围紧密粘连,分离时多处撕裂,大量出血进入气管。患者出现休克,在手术后死亡。

❸ 检查评估

20××年8月31日患者于外院行CT检查,提示:①双肺气肿,双肺炎症,双肺纤维灶,双肺钙化灶;②双侧肺门及纵隔多发淋巴结肿大并部分钙化可能性大;③心包积液引流术后;④心包内软组织密度影,请结合临床及超声;⑤左侧胸腔积液;⑥双侧胸膜增厚钙化。(见图1A、图1B)

9月1日,患者检查血常规:白细胞 $11.09×10^9$/L,中性粒细胞计数 $8.82×10^9$/L,中性粒细胞比率 79.5%,红细胞 $4.86×10^{12}$/L,血红蛋白 148 g/L,血小板计数 $229×10^9$/L,血沉 38 mm/h。肝肾功:谷丙转氨酶 51 U/L,谷草转氨酶 22 U/L,γ-谷丙酰基转肽酶 69 U/L,总胆红素 47.4 μmol/L,直接胆红素 14.8 μmol/L,间接胆红素 32.6 μmol/L,白蛋白 37.2 g/L,同型半胱氨酸 18.3 μmol/L,乳酸脱氢酶 518 U/L,钾 3.47 mmol/L,钠 139 mmol/L。NT-proBNP:119.2 pg/mL。肿瘤系列:铁蛋白 1 065 ng/mL,糖类抗原 CA-125 592.1 U/mL,糖类抗原 CA-724 8 U/mL,神经元特异性烯醇化酶 22.11 ng/mL。T-SPOT:结核感染 T 细胞检测(ESAT-6) 0 SFCs,结核感染 T 细胞检测(CFP10) 0 SFCs。

9月3日,患者行心脏超声检查示:LVEF:0.52,心包内占位(6.3 cm×7.9 cm),心包积液(大量),主肺动脉增宽,三尖瓣返流(轻度),左室充盈异常,透声窗差(见图1C、图1D)。

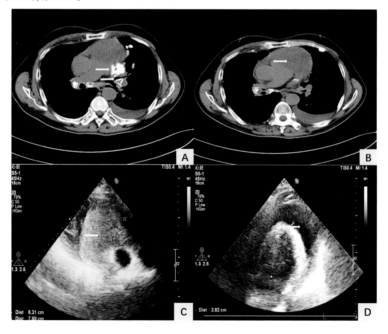

图 1 患者胸部 CT 及心脏超声图像

9月4日，患者进行各项心包积液检查，心包积液常规：红细胞（＋＋＋＋），白细胞（＋＋）；心包积液生化：腺苷脱氨酶28 U/L，总蛋白41.5 g/L，白蛋白22.7 g/L，球蛋白18.8 g/L，乳酸脱氢酶3 414 U/L；心包积液：未找到细菌、真菌、抗酸杆菌；心包积液细胞学：中性粒细胞、淋巴细胞较易见，未见病理细胞。

9月4日，患者性PET-CT检查，结果见"病情演变"部分。

9月20日，进行心包肿物病理检查：肉眼检查，肿物大小为12 cm×6.5 cm×5 cm，呈灰色和棕色，质硬，呈黏液样。镜下肿瘤以软骨母细胞为主，散在分布成骨细胞或成纤维细胞。浅蓝色软骨基质内可见由多形性软骨细胞或成软骨母细胞组成的软骨岛。在表达恶性细胞的区域，有丰富的类骨沉积和灶性矿化，并有不规则的花边样骨形成（见图2）。非典型细胞均为高分化细胞核。可见大量正常和异常的有丝分裂象。免疫组化SATB2、CDK4、P16、S100、SMA、EMA阳性，CK、CK5/6、CD31、CD34、结蛋白阴性。Ki-67的增殖指数约为60%（见图3）。

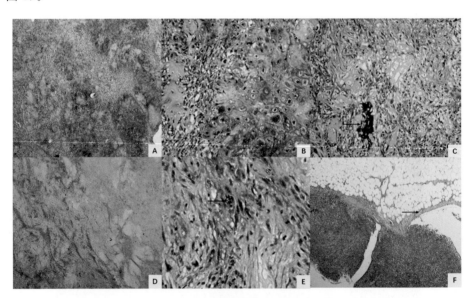

图2　切除肿物病理检查

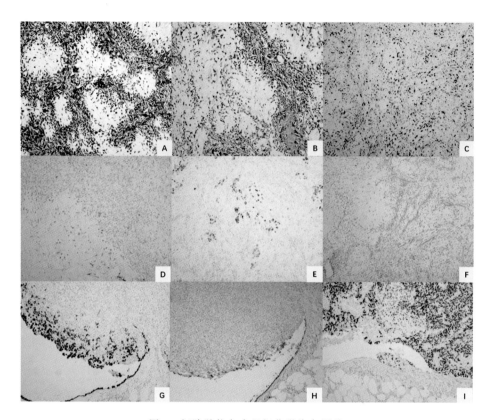

图 3　切除肿物免疫组织化学染色图片

❹ 鉴别诊断

结核性心包炎:结核性心包炎早期为纤维素性和血性心包炎,继以心包积液,随后心包肥厚,可转为亚急性期或慢性期,部分发展为心包缩窄。患者多为年轻人,男性多见,起病缓慢,主要是非特异性全身症状,常有发热、胸痛、心悸、咳嗽、呼吸困难、食欲减退、消瘦乏力及盗汗等。

感染性心包炎:感染性心包炎是由病毒、细菌、真菌、螺旋体、立克次体、寄生虫引起的心包脏层和壁层的急性炎症。大多继发于全身性的疾病,心包的脏层和壁层充血、肿胀,有纤维蛋白、白细胞及少量内皮细胞渗出,致使心包膜不光滑。临床表现常有尖锐性疼痛,体位改变、深呼吸、咳嗽时疼痛加重,胸痛常位于胸骨下和心前区,也可以放射到左肩、背部、颈部等处。

二、分析讨论

患者老年男性,既往有长期石棉接触史和肺结核病史,出现大量心包积液、低血压和窦性心动过速。结合既往史,心包肿物和 PET-CT 检查其他部位无肿瘤,提示两种可能的诊断:心包肿瘤或心包活动性结核。

长期石棉接触史和既往肺结核病史易误导患者诊断为结核性心包炎。但患者血性心包积液积聚迅速,心包积液结核感染检测及 T-SPOT 检测呈阴性,使我们考虑到心包恶性肿瘤的可能性。骨外软骨母细胞性骨肉瘤主要由肿瘤性软骨基质中的恶性软骨成分组成。此外,从软骨向恶性骨样沉积的灶性转变代表了典型的骨肉瘤模式。骨外骨肉瘤免疫表型无特异性,S-100 蛋白、平滑肌肌动蛋白(SMA)、波形蛋白(Vimentin)和 CDK4 共同表达。此患者 SATB2 也呈阳性,这是良性肿瘤和恶性肿瘤中成骨细胞分化的特异性生物标志物。

原发性心脏及心包肿瘤非常罕见,在尸检中的患病率仅为 0.01‰～3‰;原发性心包肿瘤比原发性心脏肿瘤更少见,超过一半的是恶性的(如间皮瘤、肉瘤)。在一个大型尸检系列中,原发性心包肿瘤的患病率为 0.022‰,其中间皮瘤是最常见的类型。

由于原发性心包肿瘤病例的罕见,诊断和管理更具有挑战性。临床表现、实验室检查和影像学检查往往不足以诊断。正如此患者所证实的,心包积液细胞学检查的价值有限。此外,软组织骨肉瘤呈现多种组织学类型,特别是当类骨质形成有限时,很容易漏诊。

骨外骨肉瘤的确切病因尚不清楚。在我院的患者中,职业性长期石棉接触可能导致间皮发生化生改变。在回顾了文献之后,我们得出了一些结论:第一,当发现较大的心包肿块并伴有迅速积聚的血性心包积液时,应怀疑为恶性肿瘤;如果诊断性抗结核治疗无反应,则更为可能。第二,心包积液中最常见的检验异常是碱性磷酸酶和乳酸脱氢酶升高,这主要是由严重的心肌损伤引起的。第三,心包内肿瘤的早期诊断有赖于心包积液分析、超声心动图、心脏 CT 或 MRI 检查。PET/CT 全身扫描可提高肿物分期和疗效监测。第四,超声引导下早期细针穿刺可提高诊断敏感性。如果发现实质性肿瘤,应尽快进行经皮心包肿瘤活检。第五,肉瘤侵袭性特别强,但目前尚无有效的治疗方法,辅助化疗和放疗的疗效尚不清楚。

三、病例启示

心包肿物的早期诊断有赖于心包液分析、超声心动图、心脏 CT/MRI 检查。PET/CT 全身扫描可排除其他部位的转移瘤,经皮心包肿瘤活检为金标准但操作难度及技术要求高。心包恶性肿瘤目前尚无有效的治疗方法,手术治疗仍为首选,辅助化疗和放疗的疗效尚不清楚。

参考文献

[1] CHUNG E B，ENZINGER F M. Extraskeletal Osteosarcoma[J]. Cancer，1987,60:1132-1142.

[2] SORDILLO P P，HAJDU S I，MAGILL G B，et al. Extraosseous Osteogenic Sarcoma:a review of 48 patients[J]. Cancer，1983,51:727-734.

[3] FANG Z W, YOKOYAMA R，MUKAI K，et al. Extraskeletal osteosarcoma:a clinicopathologic study of four cases[J]. Jpn J Clin Oncol，1995,25: 55-60.

[4]ENZINGER F M，WEISS S W. Extraskeletal osteosarcoma[M]// Soft tissue tumors. 2nd ed. St Louis: Mosby,1988:892-902.

[5]ZHANG G,CHEN X,GUO L,et al. Primary cardiac chondrosarcoma [J]. J Card Surg ,2012,27:186-188.

（本病例发表于 Europen Heart Journal-Cace Report 栏目中,李传保）

急性心肌梗死合并上消化道大出血休克

一、病例分享

❶ 初步病史

患者男性,70 岁,因"黑便 1 周余,胸闷、喘憋 2 天"入院。患者 1 周余前食用硬质食物后出现黑便,量约 100 mL,恶心、头晕眼花、腹痛、乏力,遂于当地医院就诊,予以禁饮食及药物治疗。2 天前患者出现胸闷、憋喘,无明显胸痛,予以对症处理效果差,1 天前转至我院急诊科就诊。行心电图(ECG)示:Ⅱ、Ⅲ、avF、V1～V5 导联 ST 段抬高 0.1～0.2 mV,查 TnI 4.1μg/L,NT-proBNP 1 660 ng/L,血常规示 Hb 71 g/L,红细胞压积(HCT) 20.4%,PLT 42 ×10⁹/L,予以禁饮食、生长抑素、抑酸、心肌保护、营养支持等治疗,因病情危重收入我科继续治疗。

既往史:乙肝小三阳病史 10 余年,未正规诊治。查体发现高血压病史 2 年,收缩压最高 170 mmHg。

个人史:吸烟 40 余年,每日约 20 支;不定期饮白酒,每次约 250 mL。

家族史:否认家族性遗传病史。

体格检查:T 37.1 ℃,P 60 次/分,R 18 次/分,BP 98/56 mmHg。老年男性,神志清,精神可。胸廓无畸形,双侧对称,双肺呼吸音粗,右肺底可闻及湿性啰音。心前区无隆起,心律规整,心音低钝,各瓣膜听诊区未闻及明显病理性杂音。腹平软,未见肠型及蠕动波,无压痛及反跳痛,肝脾肋下未触及,肠鸣音弱。双下肢轻度水肿,双侧 Babinski 征阴性。

❷ 病情演变

入院后急查血常规示 Hb 67 g/L,予以禁饮食、心肌保护、改善心功能、生长抑素＋奥美拉唑抑制胃酸分泌、静脉营养及成分输血等治疗。患者入院后未再排便及呕血,逐步予以少量饮水并试过渡至流质饮食。

12 月 21 日,患者完善冠脉 CTA 及腹部 CT,联系消化内科会诊示:待冠脉 CTA 返回后明确冠脉情况,现患者心肌酶高,为内镜治疗禁忌,继续思他宁、PPI、禁饮食、静脉营养、补充白蛋白等治疗,查 HBV-DNA 定量。

12 月 23 日,患者大量呕血,BP 降至 58/33 mmHg,HR 41 次/分,予以补液、紧急联系红细胞输注及血管活性药物泵入,生命体征趋于平稳,但仍有间断黑便。

12 月 25 日,患者再次大量呕血并黑便,血流动力学不稳定,紧急扩容、升压、联系血浆及红细胞输注,并急症行胃镜下食管曲张静脉套扎术＋胃底曲张静脉组织胶注射硬化术,患者未再出血,生命体征稳定,逐步过渡至流质饮食。因患者肝硬化失代偿期、门脉高压、脾亢诊断明确,消化道出血风险较高,冠脉介入治疗的后续服药方案难以保证;且患者肝脏占位性病变肿瘤不能除外,患者本人强烈要求出院,经与家属沟通后转回当地医院。

❸ 检查评估

12 月 17 日,患者行乙肝五项检查:HBsAg(＋)、HBeAb(＋)、HBcAb-IgG(＋)。

12 月 21 日,患者行冠脉 CTA＋腹部 CT 平扫(见图 1):肝脏尾状叶占位性病变,建议 CT 增强扫描;肝右叶胆管轻度扩张;肝内钙化灶;胆囊结石并胆囊炎;升主动脉扩张;冠状动脉多发狭窄,病源性质考虑为动脉粥样硬化性,左前降支中远段重度狭窄或闭塞可能,建议冠状动脉造影(CAG)检查。

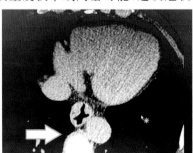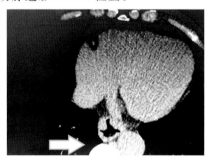

图 1 腹部 CT 平扫

箭头所标识为黏膜下静脉严重曲张导致管腔不规则的食管下段。

12 月 24 日,查 HBV-DNA 定量:4.02×10^2;AFP 73.77ng/mL。

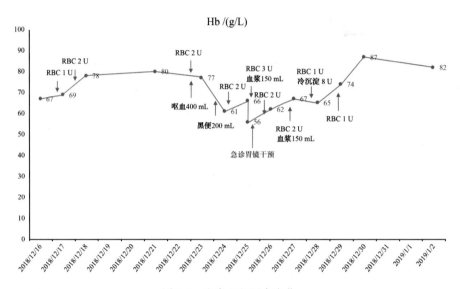

图 3-2　患者血红蛋白变化

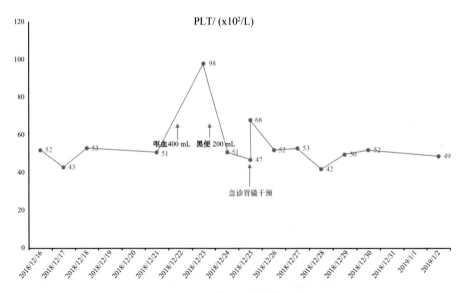

图 3-3　患者血小板计数变化

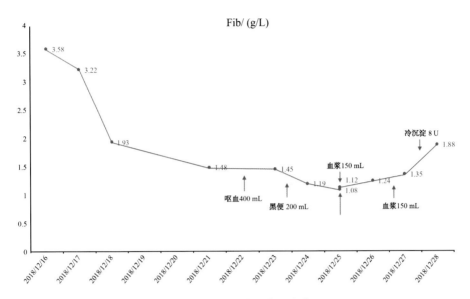

图 3-4 患者纤维蛋白原变化

❹ 鉴别诊断

胃、十二指肠溃疡:占 40%~50%,其中 3/4 是十二指肠溃疡。大出血的溃疡一般位于十二指肠球部后壁或胃小弯,大多系由于溃疡基底血管被侵蚀破裂所致,多数为动脉出血。特别是慢性溃疡,伴有大量瘢痕组织,动脉裂口缺乏收缩能力,常呈搏动喷射性出血,单纯止血药物难以奏效,特别是年龄在 50 岁以上的患者,因伴有小动脉壁硬化,出血更不易自止。在胃、十二指肠溃疡中,有两种情况需予以注意:一种是药物损伤引起的溃疡,如长期服用阿司匹林和吲哚美辛等有促进胃酸分泌增加或导致胃黏膜屏障损害(抑制黏液分泌,加重胃局部血管痉挛)的作用,可诱发急性溃疡形成,或使已有的溃疡趋向活动化,导致大出血。另一种是吻合口溃疡,多发生于胃部分切除做胃空肠吻合术或单纯胃空肠转流术后的患者,在胃和空肠吻合口附近可发生溃疡。

门静脉高压症:占 20%~25%。肝硬化引起门静脉高压症多伴有食管下段和胃底黏膜下层的静脉曲张。黏膜因曲张静脉而变薄,易被粗糙食物所损伤;或由于胃液返入食管,腐蚀已变薄的黏膜;同时门静脉系统内的压力较高,易导致曲张静脉破裂,发生难以自止的大出血。原发性肝癌伴门静脉主干癌栓时,常引起急性门静脉高压而发生食管、胃底曲张静脉破裂大出血,临床上可表现为大量呕吐鲜血,易导致失血性休克,病情凶险且预后较差。

应激性溃疡或急性糜烂性胃炎:约占20%。近年来发现该病发生率明显上升,多与休克、复合性创伤、严重感染、严重烧伤[柯林(Curling)溃疡]、严重脑外伤[库欣(Cushing)溃疡]或大手术有关。在这种情况下,交感神经兴奋,肾上腺髓质分泌儿茶酚胺增多,使胃黏膜下血管发生痉挛性收缩,组织灌流量骤减,导致胃黏膜缺血、缺氧,以致发生表浅的(不超过黏膜肌层)、边缘平坦的溃疡或多发的大小不等的糜烂灶。这类溃疡或急性糜烂位于胃的较多,位于十二指肠的较少,常导致大出血。

胃癌:多发生在进展期胃癌或晚期胃癌,由于癌组织的缺血性坏死,表面发生坏死或溃疡,可侵蚀血管而引起大出血。

肝内局限性慢性感染、肝肿瘤、肝外伤:肝内局限性慢性感染可引起肝内毛细胆管或胆小管扩张合并多发性脓肿,脓肿直接破入门静脉或肝动脉分支,致大量血液涌入胆道,再进入十二指肠而出现呕血和便血,此称胆道出血。肝癌、肝血管瘤以及外伤引起的肝实质中央破裂也能导致肝内胆道大出血。

二、分析讨论

患者既往乙肝小三阳病史,未正规诊治,本次发病前曾进食硬质食物后出现黑便,血红蛋白水平最低降至62 g/L,且血小板计数下降,考虑乙肝肝硬化失代偿期、脾亢、食管-胃底静脉曲张导致上消化道出血可能性大。

患者心肌损伤标记物明显升高,心电图示前壁及下壁较广泛导联 ST 段抬高,考虑为急性失血导致心肌氧供需失衡诱发急性心肌梗死,但患者既往长期高血压史,冠脉是否存在固定狭窄有待进一步排除。

消化道大出血需止血、提高凝血功能及抗纤溶治疗;而急性心肌梗死尤其是存在冠脉固定狭窄的急性心肌梗死需抗凝及抗血小板治疗,二者存在矛盾之处,只能选择相对中立的治疗方案。

患者大量呕血及黑便致失血性休克,药物治疗无效,此时需内镜介入或外科干预。外科认为对由于门静脉高压症引起的食管或胃底曲张静脉破裂的患者,应视肝功能的情况来决定处理方法。对肝功能差的患者(有黄疸、腹水或处于肝性脑病前期者),应首先采用三腔二囊管压迫止血,或在纤维内镜下注射硬化剂或套扎止血,必要时可急诊做经颈静脉肝内门体分流术。对肝功能好的患者,应积极采取手术止血,不但可以防止再出血,而且是预防发生肝性脑病的有效措施。常用的手术方法是贲门周围血管离断术,通过完全离断食管下段和胃底曲张静脉的反常血流,以达到确切止血的目的。遂联系消化内科紧急行食管曲张静脉套扎术＋胃底曲张静脉组织胶注射硬化术。

三、病例启示

心梗急性期且血流动力学不稳定状态下紧急实施胃镜下治疗在我院属首次,体现了我院救治危重复杂患者的能力与担当,也为以后类似患者积累了经验,同时体现了多学科紧密协作的重要性。

参考文献

[1]中国医师协会急诊医师分会.急性上消化道出血急诊诊治流程专家共识[J].中国急救医学,2011,31(1):1～8.

[2]陈玉国.急诊医学[M].北京:北京大学医学出版社,2013:12.

[3]陈玉国,徐峰.心肌保护[M].北京:人民卫生出版社,2015:6.

(张健)

案例 6

感染性休克、心肺复苏术后抢救成功病例

一、病例分享

❶ 初步病史

患者男性，12 岁，主因"意识丧失 6 小时余，心肺复苏术后 4 小时"于 20××年 9 月 14 日入院。

现病史：患者 6 小时前出现精神萎靡，遂在监护人陪同下外出就诊，于 120转运途中呼之不应，意识不清，急送至我院抢救室行心肺复苏，经充分复苏后恢复窦性心律及自主呼吸，给予机械通气亚低温脑保护、纠正酸中毒、药物镇静、血管活性药物升压、抗感染等治疗后收入监护室。

患者 1 天前恶心、呕吐，伴腹泻，大便呈水样，无发热，自服"盐酸小檗碱"。左下肢多发皮肤破溃 2 周余，监护人诉为蚊虫叮咬所致，未特殊诊治。

既往史：既往体健，否认药物过敏史。

初步诊断：①心肺复苏术后；②休克原因待查，心源性休克，感染性休克，下肢皮肤软组织感染；③多脏器功能不全（MODS）。

❷ 病情演变

患者入院后持续高热、无尿。给予抗感染、稳定血流动力学、手术清创、连续性肾脏替代治疗（CRRT）、镇痛镇静、机械通气、抑制炎症反应、纠正凝血功能障

碍、改善贫血、亚低温脑保护、抑酸、保护胃黏膜、保肝、静脉营养支持等治疗。

20××年9月18日,患者血流动力学稳定,20××年9月30日,对患者脱机拔管,停用CRRT。继续抗感染、手术清创、植皮及对症支持等治疗。患者病情逐渐稳定,于20××年11月7日好转出院。

❸ 检查评估

入院时体格检查:T 39.1℃,HR 163次/分,R 37次/分,BP 125/58mmHg。少年男性,药物镇静状态,发育正常,营养中等,持续经口气管插管辅助通气,全身皮肤散在花斑,巩膜无黄染,双瞳孔直径约5 mm,对光反射存在。口唇发绀,双肺呼吸音粗,可闻及散在湿啰音。心音低钝,闻及奔马律,各瓣膜区未闻及病理性杂音。腹软,未见肠型及蠕动波,肝脾肋下未触及,肠鸣音可。双下肢水肿,散在大小不等皮肤破溃,左下肢尤著(见图1),局部皮温增高,左踝内侧处有一9 cm×7 cm大小水疱,呈暗紫色。入院后APACHEⅡ评分38分。

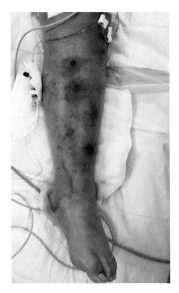

图1 患者入院时下肢情况

辅助检查:

20××年9月13日行实验室各项检查,结果如下:NT-proBNP大于35 000pg/mL。

20××年9月13日 心梗三项:cTnI 0.49 ng/mL,Myo>3 841 ng/mL,CK-

MB 570.5 ng/mL。

PCT 大于 100 ng/mL。

血气分析：pH 7.25，PCO₂ 32 mmHg PO₂，491 mmHg,SaO₂ 100％,空腹血糖 (Glu) 2.5 mmol/L,Na 137 mmol/L,K 5.6 mmol/L,乳酸(Lac) 8.3 mmol/L。

肝功：ALT 129 U/L,AST 327 U/L。

肾功：BUN 13.8 mmol/L,Cr 265 μmol/L。

生化：K 6.0 mmol/L,P 6.04 mmol/L,Ca 1.43 mmol/L。

血常规：WBC 12.37×10⁹/L,Neu％ 88.8％,HGB 154 g/L,PLT 237 ×10⁹/L。

激酸激酶(CK)大于 48 000 IU/L。

凝血系列：PT 37.8 s,INR 3.96,PT％ 20％,APTT 75.6s,Fib 2.97 g/L,D-二聚体(D-dimer)14.48 μg/mL,FDP 73.74 μg/mL。

❹ 鉴别诊断

肺动脉栓塞：常存在深静脉血栓、心脏病、肿瘤等危险因素,突发呼吸困难、喘憋、晕厥,查体可见肺动脉高压和右心功能不全症候群。肺动脉强化 CT 可明确诊断。

急性呼吸窘迫综合征：多在原发致病因子如休克、感染、创伤等发生后出现呼吸困难等症状,早期出现严重的呼吸困难,常规氧疗无法缓解,实验室检查特征为顽固性低氧血症。

重症肺炎：肺部严重感染,肺实质内多有大片浸润性炎症阴影,有感染症状如发热、白细胞增高、核左移明显,应用敏感抗菌药物可治愈。

❺ 治疗详情和预后

患者入院后予以完善相关辅助检查,立即给予积极的抗感染治疗,抗生素选用美罗培南 1.0 g 静滴每 8 小时一次＋利奈唑胺 0.6 g 静滴每 12 小时一次。行脉波指示剂连续心排血量(PICCO)监测血流动力学,应用多巴胺及去甲肾上腺素等血管活性药物维持血压。行持续 CRRT 清除炎症介质、减轻容量负荷、改善肾脏功能。给予充分镇痛镇静,呼吸机辅助通气。输注丙种球蛋白增强抵抗力,乌司他丁抑制炎症反应,输注血浆、血小板及冷沉淀纠正凝血功能障碍、预防出血,输注红细胞改善贫血。给予亚低温脑保护、抑酸、保护胃黏膜、保肝、静脉营养支持等治疗。

20××年 9 月 14 日,为患者急症行左小腿切开减压清创负压吸引术(见图 2),术中将左小腿中段至足背外侧切开长约 35 cm,探查见皮下淡血性积液,脂肪组织被覆脓苔,筋膜间室张力高,其内见淡褐色脓液约 50 mL,深部组织肌肉活性可。取部分组织送检病理及组织培养,脓液送培养。采用大量生理盐水、过氧化氢、普朗特反复冲洗创腔,碘伏浸泡,仔细止血,用负压创面治疗技术(VAC)覆盖创面,持续负压吸引。术中脓液细菌培养示化脓性链球菌及耐甲氧西林表皮葡萄球菌生长。20××年 9 月 18 日,患者血流动力学稳定,停用血管活性药物及 PICCO 监测,开启肠内营养。

20××年 9 月 21 日,患者再次行左下肢清创负压吸引术(见图 3)。20××年 9 月 23 日,患者 PCT 较前显著下降,将抗生素降级为头孢哌酮舒巴坦 3.0 g 静滴每 8 小时一次＋利奈唑胺 0.6 g 静滴每 12 小时 2 次。20××年 9 月 26 日,复查血常规 WBC 38.05×10⁹/L,Neu% 85.2%,HGB 97 g/L,PLT 44×10⁹/L。PCT 6.88 ng/mL,痰培养及术中切除物培养均示鲍曼不动杆菌,胸部 CT 提示肺部真菌感染不能除外,将抗感染方案调整为美罗培南 1.0 g 静滴每 6 小时一次＋替加环素 50 mg 静滴每 12 小时 2 次＋卡泊芬净 50mg 静滴每日一次。20××年 9 月 28 日,血培养初报见真菌孢子(20××年 10 月 1 日,证实为白色念珠菌),继续原抗感染方案。

20××年 9 月 29 日,患者再次行左下肢清创＋负压吸引术(见图 4)。20××年 9 月 30 日,患者自主呼吸可,脱机拔管,尿量较前恢复,停用 CRRT。20××年 10 月 2 日,考虑美罗培南、卡泊芬净应用时间较长、疗程足够,改为头孢哌酮舒巴坦继续联合替加环素抗感染治疗。20××年 10 月 9 日及 20××年 10 月 29 日患者分别行清创植皮术,(见图 5、图 6),术后予以换药等对症处理。患者病情逐渐稳定,于 20××年 11 月 7 日好转出院。

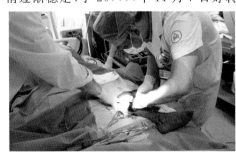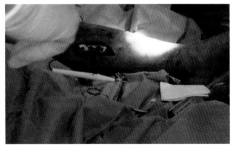

图 2　第一次清创(一)

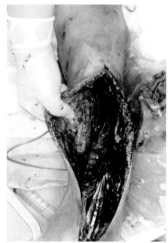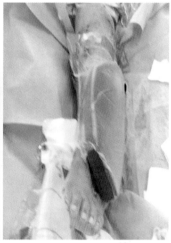

图 2　第一次清创(二)

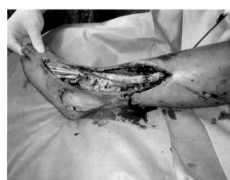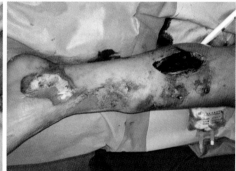

图 3　第二次清创

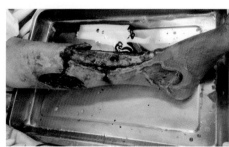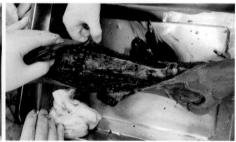

图 4　第三次清创

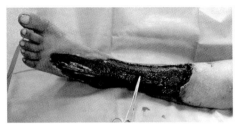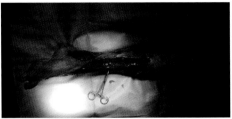

图 5　第四次清创

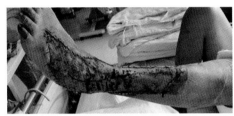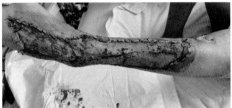

图 6　第五次清创并植皮

二、分析讨论

急诊科救治重症患者时推崇降阶梯治疗思维,先稳定生命体征,纠正休克,予以充分生命支持,同时积极寻找病因。患者来院时呼吸心跳骤停,立即予以积极心肺复苏,气管插管维持有效呼吸,充分液体复苏,评估各脏器功能,积极展开器官支持。患者有皮肤被叮咬史,查体见左下肢有皮肤破溃、水泡,伴红、肿、热、痛,白细胞、中性粒细胞总数和(或)比例及 PCT 升高,感染迹象明显。考虑该患者病因为与皮肤损伤有关的严重的细菌感染,从术中情况看左下肢是坏死性筋膜炎,深度累及筋膜层、肌肉层。CK、Myo 明显增高,存在横纹肌溶解。患者感染性休克合并多器官功能衰竭,包括肝功能异常、急性肾损伤、呼吸衰竭、心肌损伤、凝血功能障碍,虽然心肺复苏术(CPR)成功,但脏器功能恶化。

该患者在治疗上最紧急的是清除下肢的感染灶,患者手术存在很高的风险,因为血流动力学不稳定、凝血功能障碍,切开后负压吸引可能出血不止,加重休克。但凝血异常为感染继发的,非手术绝对禁忌。故第一次手术采取床边局麻,小切口。在严重感染的治疗上,早期去除诱因,控制感染是关键。对于此类患者,若不尽早清创引流,仅应用抗生素保守治疗,感染难以控制。患者诊断感染性休克,应尽早开始抗生素的应用。在获取病原学检查结果之前,应用降阶梯治疗,早期"重拳猛击",经验性选用广谱抗生素,确保抗感染治疗有效,最有可能改善重症患者的预后。待细菌培养确认临床诊断后,改用敏感的窄谱抗生素。抗感染选用合适的抗生素,及时控制炎症是治疗的关键。

　　患者感染性休克,全身炎症反应重,体内炎性介质、细胞因子大量释放,引起内环境紊乱,导致全身炎症反应综合征,继而诱发多脏器功能障碍综合征。肾衰的原因考虑感染性休克导致肾脏灌注不足,以及肌肉溶解导致肌红蛋白升高损伤肾小管,继而发生急性肾损伤。连续性床旁血液净化治疗可以清除炎性介质,减轻容量负荷,维持水电解质平衡,稳定内环境。PICCO、CRRT、呼吸机等监护、治疗手段的广泛应用,使临床医生能够精准地评估病情,从而有的放矢,采取有效的治疗手段。在重症患者的救治过程中,应加强科室间协作,采取多科合作的模式,为患者提供最好的抢救条件。该患者在急诊抢救室心肺复苏成功,于EICU 行脏器功能支持、控制感染,急诊外科多次行清创、植皮手术(见图 7)。住院过程中请泌尿内科、血液科、消化科、感染科、皮肤科等协助诊治,最终救治成功。

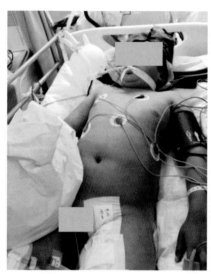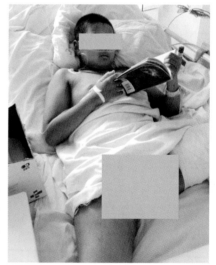

图 7　患者前后对照

三、病例启示

　　感染性休克导致多脏器功能衰竭的患者病情危重、复杂,治疗难度大。早期去除感染诱因,控制感染是治疗的关键。

　　连续性床旁血液滤过治疗可有效清除炎性介质,减轻容量负荷,维持内环境稳定。

危重患者的治疗过程中,应加强科室间的合作,多学科会诊(MDT)是救治成功的必要条件。

参考文献

[1]付平.连续性肾脏替代治疗[M].北京:人民卫生出版社,2016.

[2]中国医师协会急诊医师分会,中国研究型医院学会休克与脓毒症专业委员会.中国脓毒症/脓毒性休克急诊治疗指南[J].临床急诊杂志,2018,19(9):567-588.

[3]OSTERMANN M,JOANNIDIS M,PANI A,et al. Patient selection and timing of continuous renal replacement therapy[J]. Blood Purif ,2016, 42 (3):224-237.

[4]COOPERSMITH C M,DE DARKER D,DEUTSCHMAN C S,et al. Surviving sepsis campaign:research priorities for sepsis and sepsis shock[J]. Crit Care Med,2018, 46(8):1334-1356.

（于丹玉　陈良）

案例
7

溺水导致昏迷并吸入性肺炎

一、病例分享

❶ 初步病史

　　患者男性,63 岁,因"意识丧失 25 余小时"于 20××年 4 月 11 日送至我院急诊科就诊。患者为环卫工人,既往健康,25 余小时前在本市名胜湖泊岸边清扫落叶时不慎落水,约 5 分钟后被目击者所救,发现其意识丧失、呼吸停止,给予就地抢救后由 120 送入市立医院,立即建立人工气道、心肺复苏及对症治疗,气管插管球囊辅助通气,入院后抢救约 20 分钟后恢复自主循环,但一直未清醒,1 天后送至我院急诊科,急诊化验示:肌钙蛋白 I 30.54 ng/mL;凝血系列:PT 17.3 s,PT-INR 1.42,PT% 60%,D-dimer 10.54 μg/mL;血常规:WBC 30.6×10⁹/L,NEU% 95.4%,HGB 168 g/L,PLT 188×10⁹/L;肝肾功:ALT 111 U/L,γ-谷氨酰转肽酶(γ-GT) 216 U/L,ALB 33 g/L,BUN 12.4 mmol/L,Cr 145 μmol/L,AST 354 U/L,予以促醒、抗感染、保护胃黏膜、抗炎症反应、营养心肌、平喘、脱水降颅压、物理降温等治疗,次日收入急诊监护病房。

　　入院查体:T 37.9℃,P 106 次/分,R 19 次/分,BP 135/69 mmHg。老年男性,昏迷状态,气管插管连接呼吸机辅助通气,全身皮肤黏膜无黄染及蜘蛛痣,双侧瞳孔不等大,右侧瞳孔直径约 3 mm,左侧瞳孔直径约 2.5 mm,双侧对光反射消失,压眶无反应。双侧胸廓对称,呼吸动度一致,双肺呼吸音低,左肺可闻及散在湿性啰音。心率 106 次/分,律齐,各瓣膜听诊区未闻及病理性杂音。腹平软,肝脾肋下未及,肠鸣音正常。双下肢无水肿。四肢肌力 0 级,肌张力不高,双侧病理征(一),脑膜刺激征(一)。辅助检查:胸部 CT 符合吸入性肺炎 CT 改变(见图 1)。

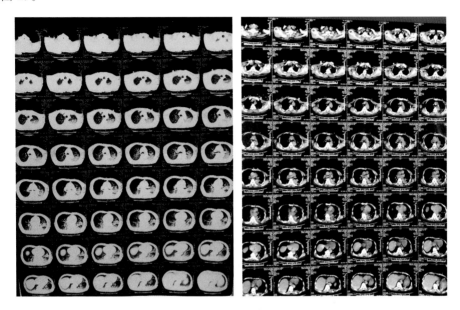

图 1　入院时胸部 CT

入院诊断:①溺水,心肺复苏术后,缺血缺氧性脑病;②呼吸衰竭,肺部感染;③肝功能损伤;④肾功能不全。

❷ 病情变化及治疗详情

患者入院后给予气管插管连接呼吸机辅助通气,同步间歇指令通气(SIMV)与自主呼吸(SPONT)模式交替,并予以营养脑细胞、促醒、抗炎症反应、抗氧化应激、保肝、营养支持、液体复苏、保护胃黏膜等对症支持治疗。患者入院后体温较高,达 39 ℃以上,白细胞大于 30×10^9/L,PCT 达 47.08 ng/mL(其值可能受心肺复苏术干扰),考虑患者为淹溺后合并吸入性肺炎,一方面进行病原微生物培养,获取感染学指标,另一方面经验性应用广谱的碳青霉烯类抗生素美罗培南 1 g 静脉滴注,每 12 小时一次,入院 3 天后患者体温降至 38℃以下,白细胞降至 20×10^9/L 以下,PCT 降至 1.83 ng/mL,取得了不错的效果,此时痰涂片结果发现大量真菌孢子和菌丝,但未明确真菌菌种及药敏结果,G 试验(1,3-β-D 葡聚糖检测)、GM 试验(半乳甘露聚糖检测)阴性,内毒素稍高,4 月 16 日床旁胸片(见图 2)较前好转,根据患者症状、化验结果及影像学结果,不考虑致病菌为真菌。随后,患者体温逐渐降至 37~38 ℃区间,白细胞一度降至 $10×10^9/L$ 左右,患者生命体征逐渐平稳,呼吸机可较长时间应用 SPONT 模式,又顺利开启肠内营养,因此既没有联合抗真菌药物,亦准备降阶梯治疗。但此时患者白细胞再次升至 $20~30×10^9/L$,体温不高,痰涂片未见真菌孢子及菌丝,肝肾功亦逐渐好转,因此继续应用美罗培南控制感染,患者入院 9 天后痰培养＋药敏回报示泛耐药鲍曼不动杆菌,根据药敏结果,停用美罗培南后应用替加环素 50 mg 每天 2 次,共 7 天(首剂 100 mg),患者体温、白细胞都控制在正常范围,5 月 5 日所拍床旁胸片(见图 2)较前明显好转,遂降阶梯应用头孢哌酮钠舒巴坦钠 3 g 静滴,每 12 小时一次,并逐渐停用,近次痰培养仍有鲍曼不动杆菌,考虑为定植而非致病菌。因患者溺水时间较长,大脑损伤较重,持续昏迷状态,气管切开后脱离呼吸机,主要以营养支持及康复治疗为主。

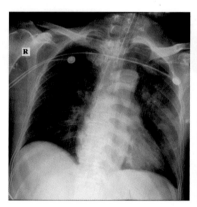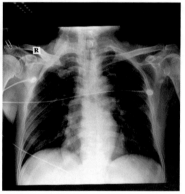

图 2　4 月 16 日(左)及 5 月 5 日(右)床旁胸片

最终诊断:①溺水,心肺复苏术后,缺血缺氧性脑病;②肺部感染。

二、分析讨论

湖水淹溺后通过口鼻大量进入呼吸道、胃肠道,并蓄积在肺泡及气道,造成通气功能障碍,并损伤肺泡表面上皮细胞,使得肺泡表面活性物质减少,造成肺泡萎缩、不张,并致使肺泡毛细血管壁通透性增加,导致肺间质水肿,造成换气功能障碍。同时,湖水中滋生的细菌(尤其是各种非典型细菌)可能会直接侵袭肺部导致淹溺相关性肺炎(drowning associated pneumonia)。

淹溺相关性肺炎是吸入性肺炎的一种,是淹溺后最常见的并发症,有较高的发病率和死亡率。本例患者在湖边落水后经验性应用美罗培南抗菌,有效地控制了肺部感染,但入院后数日痰培养＋药敏结果均未回报明确细菌(球菌或杆菌未定),反倒痰涂片有大量真菌孢子及菌丝,治疗后期出现泛耐药鲍曼不动杆菌,考虑合并呼吸机相关性肺炎(ventilator associated pneumonia,VAP)。广谱抗生素尤其是碳青霉烯类抗生素的过度使用是导致鲍曼不动杆菌发生耐药的危险因素。若能早期送检病原学标本,针对性使用敏感抗生素,并及时降阶梯治疗,可以最大程度上减少 VAP 的发生,避免泛耐药鲍曼不动杆菌的出现。在此病例中,我们根据药敏结果,选用替加环素抗感染,患者病情逐渐好转。

该患者前期痰涂片结果为大量孢子及菌丝时,仍继续应用美罗培南,反复查G 试验、GM 试验均为阴性,且体温、血象得到控制,肺部阴影明显减小的情况下,我们未联用抗真菌药物,而几天后痰涂片未再次找到真菌孢子及菌丝。至于是否存在真菌侵袭肺部,我们认为缺少有力证据。在该例中我们考虑其吸入性肺炎的致病菌可能为碳青霉烯类抗生素能够覆盖的一种非典型致病菌,因条件所限,未能行气管镜或行支气管肺泡灌洗术以取得明确病原菌。在使用抗生素的同时,我们也应做好手卫生,强化接触隔离,及时吸痰、翻身、拍背以促进痰液排出,同时加强营养,提高机体免疫力。

三、病例启示

应到患者落水处取水样进行培养,作为应用抗生素的参考。

如果有条件可以行支气管镜检查,并予以灌洗,局部应用敏感抗生素,可能会提高疗效。

借鉴国外及本例患者经验,淹溺相关性肺炎经验性应用抗真菌药物值得商榷。

结合外国同行的经验及后期分离出的鲍曼不动杆菌,或许经验性用药时优先选择哌拉西林—他唑巴坦类等药物更有利,但青霉素及一、二代头孢菌素可能难起作用。

参考文献

[1]于学忠主编.协和急诊医学[M].北京:科学出版社,2011.

[2]陆再英,钟南山主编.内科学[M].7版.北京:人民卫生出版社,2008.

[3]陈灏珠主编.实用内科学[M].12版.北京:人民卫生出版社,2005.

[4]ENDER P T，DOLAN M J. Pneumonia associated with near-drowning[J]. Clin Infect Dis,1997,25:896-907.

[5]VAN BERKEL M，BIERENS J J，LIE R L,et al. Pulmonary oedema, pneumonia and mortality in submersion victims:a retrospective study in 125 patients[J]. Intensive Care Med，1996,22(2):101-107.

[6]OAKES D D，SHERCK J P，MALONEY J R，et al. Prognosis and management of victims of near-drowning[J]. J Trauma,1982,22(7):544-549.

[7]MODELL J H，GRAVES S A，KETOVER A. Clinical course of 91 consecutive near-drowning victims[J]. Chest,1976,70(2):231-238.

[8]TADIE J M，HEMING N，SERVE E,et al. Drowning associated pneumonia:a descriptive cohort[J]. Resuscitation，2012,83(3):399-401.

(边圆)

案例 8

多学科合作成功救治罕见钢筋贯通伤

一、病例分享

❶ 初步病史

患者中年男性,因"高处坠落伤后头颈胸腹阴囊钢筋贯穿并异物存留 2 小时"入院。患者 2 小时前不慎自高处坠落,被螺纹钢自阴囊经盆腹胸颈至头部穿出(见图 1),伤后意识清,鼻腔及口腔流血,无恶心呕吐,无四肢抽搐,由 120 送入我院,急诊行颅脑颈胸腹盆 CT 及重建示"脑挫伤、颅骨及颅底骨折、蛛网膜下腔出血、上颚损伤、舌损伤、甲状腺右叶损伤、胸腔积液、肺挫伤、心脏挫伤、肝左叶损伤、颈部及纵隔气肿,右侧气胸",为行进一步手术治疗收入我科。

既往史:否认高血压、糖尿病、冠心病史,否认肝炎、结核等传染病史,否认外伤及手术、输血史,否认食物及药物过敏史。

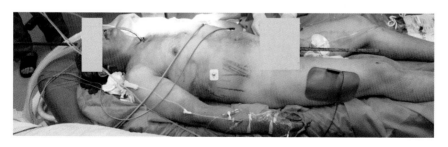

图 1　患者受伤后到我院急诊科抢救室情况

入院查体:T 37.8℃,P 80 次/分,R 21 次/分,BP 155/79 mmHg。中年男性,神志尚清,精神差,痛苦貌,回答问题准确。头颅无畸形,额顶部见直径约 1.5 cm 螺纹钢穿出,双瞳孔等大等圆,直径约 3 mm,对光反射灵敏,双侧鼻腔及口腔可见鲜血流出,口腔内可见螺纹钢通过,颈软,气管居中,甲状腺无肿大,颈静脉无怒张,颈动脉无异常搏动,颈前侧扪及钢筋异物。胸廓对称无畸形,双肺呼吸音粗,未闻及干湿啰音。心前区无隆起和异常搏动,心率 80 次/分,律齐,各瓣膜听诊区未及病理性杂音。腹部可触及皮下钢筋异物,无胃肠型,无腹壁静脉曲张,右侧阴囊可见螺纹钢穿出。四肢未见明显畸形,右足背动脉搏动不明显,左足背动脉搏动可,双上肢肌力约Ⅴ级,右上肢皮下淤青,双下肢肌力检查无法配合,肌张力未见异常,双侧 Babinski 征(一)。

影像学检查:脑挫伤、颅骨及颅底骨折、蛛网膜下腔出血、上颚损伤、舌损伤、甲状腺右叶损伤、胸腔积液、心脏挫伤、肝左叶损伤,颈部及纵隔气肿,右侧气胸(见图 2)。

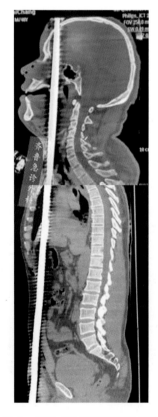

图 2　患者 CT 检查矢状位重建

❷ 病情演变及预后

患者病情危重,需要闯过三关才能成功救治。

第一关:手术关,安全拔除钢筋是最重要的目标。首先,由于钢筋贯通伤,不排除钢筋伤及气管、颈部大血管等,术前无法行气管插管进行全麻手术,需耳鼻喉科先进行气管切开,维持气道通畅,并与麻醉科协同完成气道与麻醉事宜。然后由三组手术医师(急诊神经外科、急诊普外科、心胸外科)组成核心力量,同时进行开颅、开胸、开腹探查术及颅内压监测、清创缝合术,并探查有无脏器及大血管损伤。如何拔除钢筋?方案一:在颈部或胸部显露钢筋并截断,分段拔除钢筋;方案二:开颅、开胸、开腹后,探查头胸腹情况后,如无明显血管损伤,在直视下直接拔除钢筋。齐鲁医院急诊外科桑锡光主任作为多学科治疗组总指挥,根据术中情况,果断采取第二种方案成功拔除钢筋,术中没有大出血及重要脏器损伤。术后进行影像学检查未见明显出血及异常。

第二关:脑水肿及感染。术后在急诊外科重症监护室内进行镇痛、镇静、呼吸机辅助呼吸基础上进行损伤控制治疗,其中包括强力抗感染、动态颅内压监测、胸腹腔压力引流液监测、相关影像学检查、各种炎性指标监测、相关并发症预防等,同时根据患者病情及多学科相关会诊意见,适时进行急性创伤后应激溃疡管控、静脉营养、神经营养、脱水及对症支持治疗。患者术后感染经过三个时期:术后急性期(2周左右)、感染残留期(2~4周)和感染反复期(6~8周),治疗期间与感染科、重症医学科、呼吸科、消化内科等相关科室积极合作,患者未出现颅内、肺部及胸腔、腹腔等部位的感染。

第三关:精神疏导与康复。患者气管切开拔出前后出现精神障碍、腹部胀痛与不适、全身疼痛、睡眠障碍、夜间惊觉与谵妄等症状,积极与心理科、康复科合作,继续监测感染指标,继续抗生素治疗,重点改善胃肠内营养及包括促进包裹性胸腔积液吸收的治疗与康复措施,同时鼓励患者经口进食,体温平稳后逐渐将抗生素减量并停止。经过对患者临床症状、各项检验指标及影像学检查评估后,患者神志清,精神好,言语流利,回答问题准确,能够下床自主活动,体温正常,饮食良好,鼻腔无明显流液,头部及胸腹部、阴囊处刀口愈合良好,大小便未见异常,患者出院(见图3)。

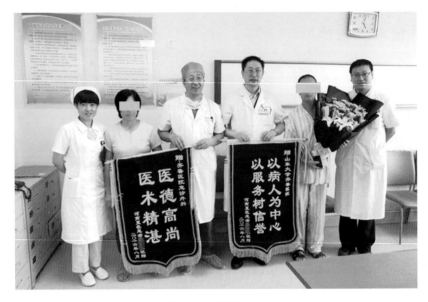

图 3　患者康复出院

二、分析讨论及启示

该患者受伤非常严重,钢筋贯穿阴囊、盆腔、腹腔、胸腔、颈部、口腔、颅脑等重要部位,在国内乃至世界实为罕见。钢筋取出需要多学科相互配合,手术难度极高,手术创伤极大,术中易导致大出血造成患者死亡。而且钢筋贯穿整个躯体,术后多脏器部位感染风险极高,一旦感染就会导致患者死亡,预防感染和继发性脓肿的治疗难度极大。另外,患者心理创伤也是非常严重的,经过医护人员的通力合作尽量消除患者的心理障碍,让患者能够康复出院回归社会。此病例成功救治中的每一个细节都充分体现了我院医护人员尽心尽力抢救患者的态度、精湛的技术多学科合作的能力,真正让生命的芳华在细节处绽放。这就是我院多学科相互合作共同努力的结果,为今后救治此类患者积累了宝贵的经验。

参考文献

[1]JIN G M,DONG Y M,YU A R,et al. A meta-analysis of epidemiology of intracranial infection after craniotomy[J]. Chin J Clin Neurosurg,2007,12 (3):149-151.

［2］JULIANA B，FRASER G L，KATHLEEN P，et al. Clinical practice guidelines for the management of pain，agitation，and delirium in adult patients in the intensive care unit［J］. Crit Care Med，2013，41(1)：263-306.

［3］CARNEY N，TOTTEN A M，REILLY C，et al. Guidelines for the management of severe traumatic brain injury，fourth edition［J］. Neurosurgery，2017，80(1)：6-15.

［4］魏俊吉，邱炳辉，马小军，等. 中国神经外科重症患者感染诊治专家共识［J］. 中华医学杂志，2017，12：1607-1614.

［5］中华医学会创伤学分会颅脑创伤专业委员会. 颅脑创伤患者脑脊液管理中国专家共识［J］. 中华神经外科杂志，2019，35(8)：760-764.

［6］中华医学会神经外科学分会，中国神经外科重症管理协作组. 中国神经外科重症管理专家共识［J］. 中华医学杂志，2020，100(19)：1443-1458.

（张源　晏骎　于海）

多发伤并凝血功能障碍

一、病例分享

❶ 初步病史

患者男性,39岁,既往身体健康。因"车祸外伤致全身多处疼痛不适3小时余"入当地医院急诊(病程第1天,D1),给予深静脉置管后积极给予液体复苏、抗休克治疗,同时予以左足部清创缝合后收入ICU。诊断"多发伤;骨盆骨折(右侧耻坐骨)、右股骨干骨折、左足开放粉碎性骨折、左手掌部裂伤;胸部闭合伤,双肺挫伤、急性呼吸窘迫综合征(ARDS),双下肺不张双肺少量胸腔积液;腹部闭合伤、肝挫伤,急性肝功能不全;创伤性休克、失血性贫血;挤压综合征;急性胃功能不全"。在当地住院期间,经口插管呼吸机支持16天,因无尿行床旁CRRT治疗,左足清创后感染,多次清创VSD(负压封闭引流技术)持续负压引流,因反复血便无法启动肠内营养,伤后12天(D12)床旁肠镜检查提示自回盲部开口以下弥漫性渗血,局部使用凝血酶止血联合静脉滴注醋酸奥曲肽及奥美拉唑,肠道出血停止后尝试进食再次出现血便。为进一步救治于伤后28天(D28)转入我院。

个人史:否认外地及疫区久居史;无烟酒等不良嗜好。

家族史:否认家族性遗传病史及传染病史。

体格检查:T 35℃,P 112次/分,R 26次/分,BP 138/77 mmHg,体重85 kg。中年男性,神志清,精神差,肿胀明显,发音欠清。肛管内暗红色血便,髋部挤压痛阳性,背部、臀部及双下肢大片状皮肤青紫淤斑,头部、背部、臀部可及明显波动感,右大腿肿胀,伴触痛,活动受限,左足部开放性损伤,肌腱及足部诸骨外露,活动障碍,左足敷料覆盖,有渗血(见图1)。

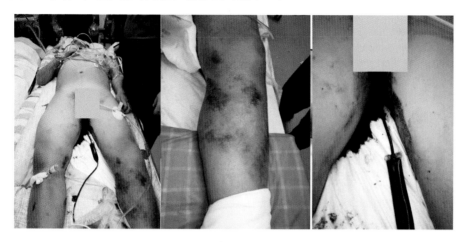

图 1　肠道出血、皮下淤斑

影像学检查:见全身多处骨折,全身多发性损伤(见图2、图3),腹部CT,显示有肝挫伤(见图4)。

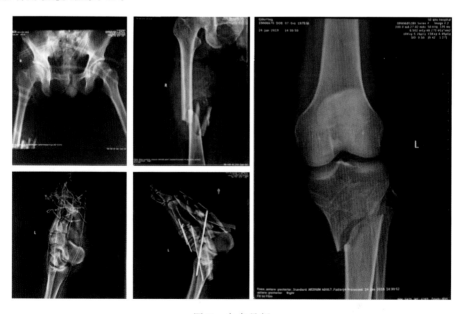

图 2　全身骨折

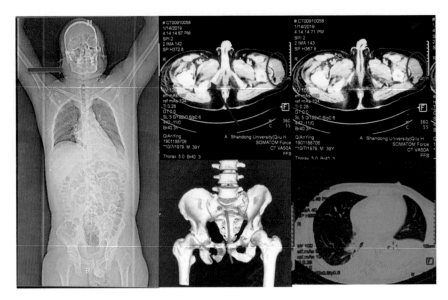

图3 全身多发损伤

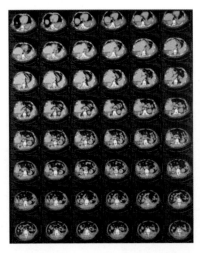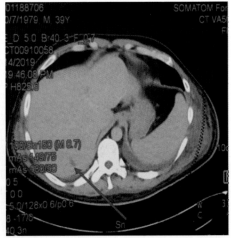

图4 肝挫伤

入院诊断：①下消化道出血,失血性贫血(中度);②继发性血小板减少,皮下出血;③多发伤,骨盆骨折,右股骨干骨折,左胫骨骨折,左足开放粉碎性骨折并感染,左手掌部裂伤术后,胸部闭合伤,腹部闭合伤,肝挫伤,低蛋白血症;④急性肾功能不全,挤压综合征;⑤肺部感染,气管切开术后,胸腔积液。

❷ 病情演变

20××年 1 月 14 日,患者入急诊室抢救。患者便血明显,复查血常规:WBC 17.69×10^9/L,NEU%:89.8%,RBC 1.96×10^{12}/L,HGB 76 g/L,PLT 30×10^9/L;凝血系列:PT 15.80 s,APTT 43.26 s,Fib 3.72 g/L,TT 16.30 s,D-二聚体 7.51 μg/L,FDP 30.70 μg/L;肝、肾功:白蛋白 21 g/L,结合胆红素 19 μmol/L;BUN 42.3 mmol/L,Cr 455μmol/L,给予输注红细胞 2 U、血浆 200 mL,申请血小板。

20××年 1 月 15 日,患者复查血常规:WBC 18.49×10^9/L,NEU% 89.8%,RBC 1.96 ×10^{12}/L,HGB 60 g/L,PLT 12×10^9/L;凝血系列:PT 16.3 s,APTT 42 s,Fib 2.6 g/L,TT 17.1 s,D-二聚体 2.79 μg/L,FDP 12.27 μg/mL。患者收入急诊外科病房,急症行腹腔镜探查+挫伤小肠切除+回肠造瘘+刀口 VAC 负压吸引+左足清创术。术中首先腹腔镜探查见部分小肠挫伤严重,长度 80 cm(见图 5),中转开腹,肠壁水肿明显,可触及肠腔内黏膜层裂伤明显,浆膜层完整,切除 86 cm 肠管。术中输入红细胞 2 U、血浆 400 mL、冷沉淀 8 U。术后呼吸机辅助呼吸,肠道未再有新鲜出血,排出陈旧性血便,但左足伤口出血严重,持续性伤口出血,给予加压包扎、局部巴曲亭粉剂创面止血,再次输注红细胞 4 U、血浆 200 mL、冷沉淀 8 U。左足出血较前无明显减轻。23:30 行 CRRT 治疗,模式为无肝素抗凝持续性血液透析(CVVH)。应用亚胺培南西司他丁抗感染。

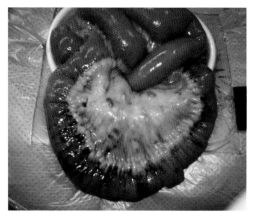

图 5　术中所见肠管

20××年1月16日,患者肠道未再出血,但左足出血明显加重(见图6),共出血1 800 mL,出现血流动力学不稳定,加用去甲肾上腺素升压,剂量为0.3 μg/(kg·min)左右,皮下瘀斑较前增多(见图7),皮下积液增加。复查血常规:WBC 20.69×10⁹/L,NEU%:89.8%,RBC 1.93×10¹²/L,HGB 59 g/L,PLT 14×10⁹/L;凝血系列:PT 16.20 s,APTT 103.00 s,Fib 1.52 g/L,TT 39.70 s,D-二聚体 1.97 μg/L,FDP 7.43 μg/L。符合弥散性血管内凝血(DIC)表现。加快输血、补液、抗休克治疗。共输注红细胞16 U、血浆550 mL、血小板1治疗量、冷沉淀16 U,同时输注凝血酶原复合物及人血纤维蛋白原。输注血小板后复查血常规:HGB 52 g/L,PLT 74×10⁹/L。继续行CRRT治疗,模式为无肝素抗凝CV-VH,尿量2 515 mL。

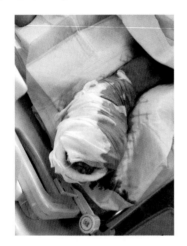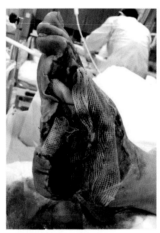

图6　足部伤口渗血明显

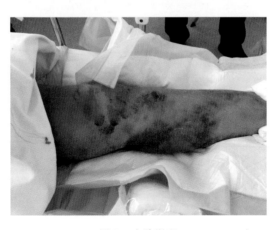

图7　皮肤瘀斑

20××年1月17日,患者左足出血较前稍减轻,去甲肾上腺素维持量减至0.1 μg/(kg·min)左右,复查血常规:WBC 18.75×10⁹/L,RBC 1.54×10¹²/L,HGB 48 g/L,PLT 31×10⁹/L;凝血系列:PT 17.00 s,APTT 46.50 s,Fib 1.37 g/L,TT 17.00 s,D-二聚体 1.37 μg/L,FDP 4.23 μg/L,输注红细胞 12 U、血浆 500 mL、冷沉淀 8 U,输注人纤维蛋白原,继续行 CRRT 治疗,模式为无肝素抗凝 CVVH,尿量 370 mL。

20××年1月18日,患者左足出血较前明显减轻(见图8),停用去甲肾上腺素,复查血常规:WBC 35.45×10⁹/L,RBC 2.20×10¹²/L,HGB 68 g/L,PLT 36×10⁹/L;凝血系列:PT 15.20 s,APTT 41.00 s,Fib 2.59 g/L,TT 15.10 s,输注血小板 1 治疗量,继续行 CRRT 治疗,模式为枸橼酸抗凝 CVVH,尿量 1 135 mL。

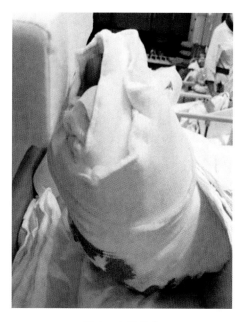

图 8　左足渗血

20××年1月19日,患者左足无明显渗血,停用去甲肾上腺素,复查血常规:WBC 35.45×10⁹/L,RBC 2.20×10¹²/L,HGB 68 g/L,PLT 36×10⁹/L;凝血系列:PT 15.20 s,APTT 41.00 s,Fib 2.59 g/L,TT 15.10 s,输注血小板 1 治疗量,继续行 CRRT 治疗至晚间停止,模式枸橼酸抗凝 CVVH,尿量 2 115 mL。

20××年1月21日,患者左足无再渗血,复查血常规 WBC 17.82×10⁹/L,RBC 2.60×10¹²/L,HGB 83 g/L,PLT 45×10⁹/L;凝血系列:PT 13.30 s,APTT 27.50 s,Fib 2.47 g/L,TT 16.00 s,尿量 3 700 mL。

20××年1月25日,患者在全麻下行"腹壁切口二期缝合及左足清创负压吸引术"。

20××年1月30日,患者在全麻下行"右侧股骨骨折切开复位内固定术+左侧胫骨骨折切开复位内固定术+足部清创术",好转后出院(见图9)。

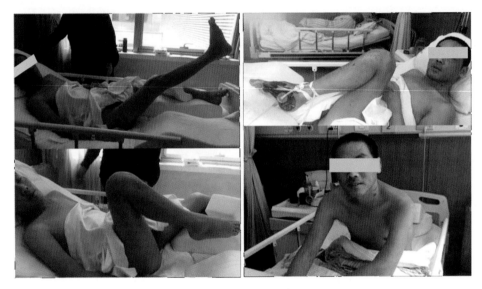

图 9　内固定术后

❸ 检查评估

20××年1月16日,患者血栓弹力图(thrombelastography,TEG)提示凝血功能障碍(见图10)。

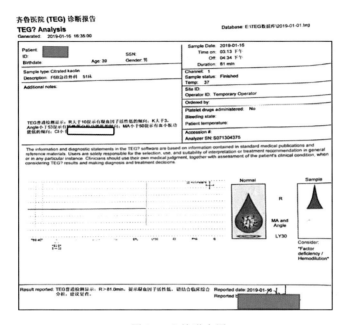

图 10　血栓弹力图

20××年 1 月 19 日,患者病理提示:肠壁出血坏死伴肉芽组织增生及炎症细胞浸润(见图 11)。

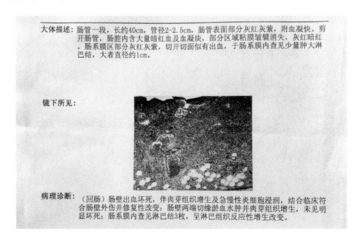

图 11　病理结果

20××年 1 月 29 日,患者血栓弹力图提示凝血功能增高(见图 12)。

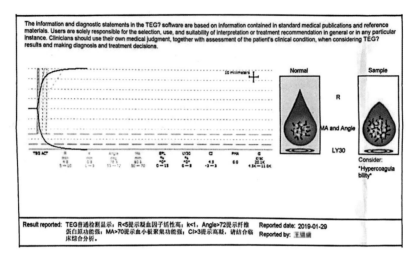

图 12　血栓弹力图

❹ 鉴别诊断

肝素诱导性血小板减少症(heparin-induced thrombocytopenia,HIT)：是应用普通肝素和低分子肝素抗凝时引起以血小板计数降低、血栓形成、皮肤坏死为主要临床表现的严重的副作用。分为两型：Ⅰ型 HIT,即非免疫介导性的血小板减少症,常发于肝素应用的第 0~5 天。其发生可能与肝素直接激活血小板有关,是一种良性反应,血小板计数一般不低于 $100×10^9/L$,极少发显著降低,并可恢复；Ⅱ型 HIT 为免疫介导性的血小板减少症,多发在肝素治疗后 5~10 天内,表现为明显的血小板减少,且常低于 $50×10^9/L$,其持续时间较长,可引起四肢血管闭塞或危及命的动、静脉栓塞等严重的并发症。HIT 诊断需结合患者的临床表现以及 H-PF4 抗体的检测,4T 评分系统有助于判断 HIT 的风险。诊断或高度怀疑时应立即停用肝素,并尽早替代性抗凝治疗,可选用阿加曲班、比伐芦定、磺达肝癸钠等。不建议预防性输注血小板,仅在有症状或在有风险的有创性操作过程中输注血小板,以免增加血栓风险。此外,血浆置换可以缓解临床症状,降低血栓风险。

弥散性血管内凝血(disseminated or diffuse intravascular coagulation,DIC)：是临床常见的病理生理过程。DIC 是在感染、肿瘤、创伤、中毒、病理产科、肝病、血管病、热射病和自身免疫性疾病等多种疾病基础上,致病因素损伤微血管体系导致凝血活化,全身微血管血栓形成、凝血因子大量消耗并继发纤溶亢进,引起以出现明显的出血、休克、多器官功能障碍和溶血性贫血等临床表现的综合征。在 DIC 发生发展的过程中涉及凝血、抗凝、纤溶等多个系统，临床表现也多样化，容易与其他引起出凝血异常疾病相混淆。DIC 不是一个独立的疾病，除原发疾病临床表现外，尚有 DIC 各期的临床特点，复杂且差异很大。早期高凝状态期：可无临床症状或轻微症状，也可表现血栓栓塞、休克。消耗性低凝期：以广泛多部位出血为主要临床表现。继发性纤溶亢进期：出血更加广泛且严重，难以控制的内脏出血。脏器衰竭期可表现肝肾功能衰竭，呼吸循环衰竭是导致患者死亡的常见原因。由于 DIC 致病因素的不同，其所对应的 DIC 病理生理过程和临床特点也各有不同，故现行的诊断标准很难对各种病因的 DIC 都做到精确诊断。DIC 的实验室检查包括两方面：一是反映凝血因子消耗的证据，包括凝血酶原时间、部分激活的凝血活酶时间、纤维蛋白原浓度及血小板计数；二是反映纤溶系统活化的证据，包括纤维蛋白原/纤维蛋白降解产物（FDP）、D-二聚体、血浆鱼精蛋白副凝试验（3P 试验）。此外，国外近年来开展分子标志物用于 DIC 早期诊断，如 TAT（凝血酶-抗凝血酶复合物）具有诊断意义，有望用于临床。在 DIC 诊断中，基础疾病和临床表现是两个很重要的部分，不可或缺，同时还需要结合实验室指标来综合评估。目前，临床广泛应用的 DIC 评分系统包括：国际血栓与止血协会标准（ISTH）、日本卫生福利部标准（JMHW）、日本急诊医学学会标准（JAAM）、中华医学会血液学分会血栓与止血学组建立的中国弥散性血管内凝血诊断积分系统（Chinese DIC scoring system，CDSS）等。DIC 是一个动态的病理过程，检测结果只反映这一过程的某一瞬间，利用该积分系统动态评分将更有利于 DIC 的诊断。目前，DIC 的主要治疗仍是去除导致 DIC 的基础疾病及影响因素，根据不同的临床实验室结果给予相应的替代性治疗，应避免为了纠正实验室指标的异常而进行治疗。替代性地补充凝血因子及凝血的底物（纤维蛋白原等）是针对出血最基本的治疗。创伤导致的 DIC 常伴有创面的出血，应适时地手术止血。目前，抗凝治疗需根据病情慎重选用。

❺ 治疗详情和预后

治疗详情和预后如表 1 所示。

表 1　　　　　　　　　　　治疗详情和预后

日　期	病　程	事　件
20××年 12 月 18 日	D1	车祸外伤
20××年 12 月 29 日	D12	肠镜检查
20××年 1 月 14 日	D28	转入我院

71

续表

日　期	病　程	事　件
20××年1月15日	D29	剖腹探查术
20××年1月16日	D30	创面渗血,TEG不凝,加用去甲肾上腺素
20××年1月17日	D31	凝血障碍、去甲肾上腺素减量
20××年1月18日	D32	凝血恢复、停用去甲肾上腺素
20××年1月19日	D33	循环稳定、凝血稳定,停CRRT。肠道病理报告肠壁出血坏死伴肉芽组织增生及炎症细胞浸润
20××年1月21日	D35	复查评估稳定
20××年1月25日	D39	腹壁切口二期缝合及左足清创负压吸引术
20××年1月29日	D43	TEG高凝
20××年1月30日	D44	右侧股骨骨折切开复位内固定术＋左侧胫骨骨折切开复位内固定术＋足部清创术

二、分析讨论

　　患者多发损伤病情复杂,在当地医院治疗主要经过第一阶段抗休克治疗,预防和治疗创伤性凝血病,第二阶段是抗感染及CRRT,第三阶段是治疗反复消化道出血。因为出血原因始终无法明确,治疗消化道出血就成为第三阶段的重点。患者肾功能衰竭床旁血液滤过治疗,经历了当地肝素抗凝,我院早期无肝素抗凝,后期行肝素抗凝CRRT治疗。尽管患者有肝素应用史,但从使用时间、血小板计数及临床表现,与Ⅰ型HIT不相符。患者反复进食后消化道出血,血小板和血红蛋白的变化与出血相对应,无明显血栓形成的表现,反复应用肝素无进一步加重病情,尽管未进行H-PF4抗体的检测,可逆向明确排除Ⅱ型HIT。

　　该例患者由于当地医院未能确定消化道出血原因,解决挫伤肠管创面,存在的慢性失血导致凝血因子丢失,使之相对不足,表现为凝血功能大致正常,但若启动肠内营养肠道运动增强时,失血量就会增加,凝血因子丢失更加严重,形成恶性循环。同时,当CRRT肝素抗凝后,凝血功能进一步受到抑制,就会出现启动肠内营养消化道大量出血,凝血检查提示FDP和D-dimer升高,但无血栓形成的表现。患者反复发生肠道出血,随着出血量增加,凝血因子减少严重到一定程度从而影响凝血功能,便血进一步加重,同样由于肝素和血小板的原因出现加重凝血功能障碍出现皮肤瘀斑。慢性DIC主要临床表现为血栓形成,并不会有明显出血风险,基本上可以排除。

患者经过多次消化道出血后,血小板和血红蛋白下降明显,已经严重威胁到患者生命安全,需要进行急诊探查消化道出血原因、处理原发病,但是手术风险极高。当手术再次打击后,尽管肠道原发病的出血部位已经处理未再出血,但是皮肤淤斑进一步加重、左足伤处广泛持续出血,凝血功能障碍加重,出现了创伤性凝血病(trauma-induced coagulopathy,TIC)。TIC 是指在严重创伤和大手术打击下,机体出现以凝血功能障碍为主要表现的临床病症,是一种多元性的凝血障碍疾病。发病机制包括 4 种假说:①弥散性血管内凝血(disseminated intra-vascular coagulation,DIC)-纤溶假说;②活化蛋白 C 假说;③多糖-蛋白质复合物假说;④纤维蛋白原-中心假说。而这是相互联系的,而且任何一个单一的假说都不能够解释凝血病的不同临床表现。影响 TIC 发展的因素主要涉及三个方面:一是创伤相关因素,如创伤部位、性质和严重程度;二是环境和治疗因素,如低温、大量补液等;三是伤者自身因素,包括年龄、合并症及抗凝药物服用史等。TIC 分三型:①凝血因子缺乏型 TIC,其特征表现为标准凝血试验异常和死亡率增加;②纤溶型 TIC,其特征表现为抗原递呈细胞(APC)升高和与此相关的终末器官衰竭增加;③可能还有更多的 TIC 亚型尚未确定。依据具体不同的凝血障碍表型进行诊治,或能精简治疗并改善预后。目前尚无可检测所有 TIC 的理想方法,检测手段主要分为普通凝血试验(CCT)和黏弹性凝血试验(VHA)。CCT 是对凝血过程进行静态、非全面的评估。应注意通常的凝血指标只反映凝血初始阶段的功能,并不能提供血小板功能、血栓强度、纤溶活性等信息。且体外试验与体内环境不同,不能真实反映体内的凝血功能,通常的血小板计数和纤维蛋白原检测只提供数值,不能反映它们的功能状况。PT 或 INR 可用于评估 TIC 的严重程度和输血需求。VHA 是基于现代细胞凝血理论,通过检测血液黏弹性变化来动态反映凝血全貌,可对 TIC 全程监测。VHA 主要包括血栓弹力图(TEG)和旋转式血栓弹力测定仪(ROTEM)检测。VHA 可用于 TIC 的诊断、预测输血、指导靶向止血复苏、评估预后等,其最大优势是可鉴定严重纤维蛋白溶解。轻度创伤患者的 VHA 检测可能正常,而中度或严重创伤则明显异常。由于 CCT 和标准 VHA 都不能可靠反映血小板功能状态,而且,实验室检测难以区分药物诱导或创伤诱导的血小板功能障碍,目前的 TIC 诊断标准尚未被普遍接受。常用的 CCT 标准包括:aPTT 或 PT 延长 50%,INR 大于等于 1.5 或纤维蛋白原小于 1 g/L;VHA 诊断标准为:TEG 的纤溶指数 LY30(30 分钟时血凝块溶解率)大于 3%,ROTEM 参数:A5(凝血后 5 分钟 血凝块振幅)小于等于 35 mm 或

A5 小于 36 mm 的界值。该患者凝血障碍加重时复查 TEG 呈直线提示凝血功能严重障碍,可能与凝血因子丢失及术中动脉监测所用少量肝素相关。TIC 的治疗包括损害控制性复苏、快速复温、补充血液制品及纠正纤溶亢进等步骤,最终目的是控制出血,稳定血压,重建凝血机制。该患者感染后的手术创面出血止血极其困难,术后采用加压包扎,勤换药,巴曲亭粉剂创面止血,应用人凝血因子Ⅶ、红细胞、血小板、血浆、冷沉淀及纤维蛋白原等治疗后,最终凝血功能纠正,挽救了患者生命。

三、病例启示

多发伤患者肠管挫伤隐匿,启动肠内营养和肝素抗凝 CRRT 治疗,导致凝血功能障碍,肠道反复出血,血小板减少,危及患者生命。急症手术风险极高,术后出现 TIC 表现,开放性损伤感染创面,手术创面出血止血极其困难。给予凝血药物、凝血因子、输血、血液滤过及反复多次手术等治疗,病情好转出院。患者的康复体现了急诊外科勇于担当的风范、高超的技术及团队协作 MDT 模式的巨大作用。对于本例患者,首先要明确出血原因,做好 HIT、TIC 和 DIC 的鉴别诊断,才能做好后继的针对性治疗。

参考文献

[1]张明,刘德敏,崔炜.肝素诱导的血小板减少症治疗的研究进展[J].心血管病学进展,2019,40(9):1219-1223.

[2]范庆坤,张真路.如何面对肝素诱导血小板减少症诊断的困惑[J].中华检验医学杂志,2019,42(4):227-231.

[3]NAGLER M,BACHMANN L M,TEN CATE H, et al. Diagnostic value of immunoassays for heparin-induced thrombocytopenia:a systematic review and meta-analysis[J]. Blood, 2016,127(5):546-557.

[4]CUKER A, AREPALLY G M, CHONG B H, et al. American society of hematology 2018 guidelines for management of venous thromboembolism:heparin-induced thrombocytopenia[J]. Blood Adv,2018,2(22):3360-3392.

[5]中国医师协会心血管内科医师分会血栓防治专业委员会,《中华医学杂志》编辑委员会.肝素诱导的血小板减少症中国专家共识(2017)[J].中华医学杂志,2018,98(6):408-417.

［6］许俊堂.肝素诱导的血小板减少症中国专家共识解读［J］.中国循环杂志,2018,33:117-120.

［7］CROWTHER M,COOK D,GUYATT G,et al. Heparin-induced thrombocytopenia in the critically Ⅲ:interpreting the 4ts test in a randomized trial［J］. J Crit Care,2014,29(3):470.

［8］AREPALLY G M. Heparin-induced thrombocytopenia［J］. Blood,2017,129(21):2864-2872.

［9］MINET V,DOGNE J M,MULLIER F. Functional assays in the diagnosis of heparin-induced thrombocytopenia:a review［J］. Molecules,2017,22(4):617.

［10］井峰.血凝四项在不同程度弥散性血管内凝血中的对比研究［J］.中国当代医药,2020,27(8):162-165.

［11］周志刚,谢云,冯铁男,等.血小板计数短期动态变化对 ICU 脓毒症患者预后的临床预测价值:一项成人的回顾性队列研究［J］.中华危重病急救医学,2020,32(3):301-306.

［12］田文芳,李东晖,王德文.D-D FDP 和 TM 在产科 DIC 早期诊断中的临床意义［J］.实验与检验医学,2019,37(3):392-394.

［13］王仲,李鑫,朱然,等.弥漫性血管内凝血诊断标准对脓毒症所致弥漫性血管内凝血诊断的研究［J］.中华内科杂志,2019,58(5):355-360.

［14］李占君,焦婷婷,张成磊,等.血栓调节蛋白、凝血酶-抗凝血酶复合物在弥散性血管内凝血诊断中的应用［J］.宁夏医科大学学报,2019,41(2):183-185.

［15］宋景春.弥散性血管内凝血诊断标准的变迁与展望［J］.青春期健康,2019(2):62-65.

［16］王力军,刘艳存,寿松涛,等.脓毒症患者弥散性血管内凝血抗凝治疗新进展［J］.中华危重症医学杂志(电子版),2018,11(3):206-209.

［17］彭博,刘代红.创伤性凝血病的机制和诊断评估进展［J］.中华医学杂志,2020,100(12):954-956.

［18］尹文,史小飞.急性创伤性凝血病的发病机制探讨［J］.实用休克杂志(中英文),2019,3(5):264-267,272.

［19］徐文心,封启明.严重创伤患者纤溶异常的研究进展［J］.中国急救医学,2019,39(2):196-200.

［20］毛小静,冯杰.血栓弹力图在多发伤患者诊疗中的临床应用［J］.医学综

述,2019,25(11):2248-2252.

[21]林青伟,宋景春,曾庆波,等.严重创伤患者不同时相凝血功能紊乱的临床特征[J].解放军医学杂志,2019,44(12):1030-1034.

[22]张斌,蒋守银,江利冰,等.创伤后大出血与凝血病处理的欧洲指南(第5版)[J].中华急诊医学杂志,2019,28(4):429-431.

[23] SPAHN D R, BOUILLON B, CERNY V, et al. The european guideline on management of major bleeding and coagulopathy following trauma: fifth edition[J]. Crit Care, 2019, 23(1): 98.

[24] PALMER L, MARTIN L. Traumatic coagulopathy-part1: Pathophysiology and diagnosis[J]. J Vet Emerg Crit Care (San Antonio), 2014, 24(1): 63-74.

[25]CAP A, HUNT B J. The pathogenesis of traumatic coagulopathy[J]. Anaesthesia, 2015,70 (1): 96-101.

[26]曲强,魏晓东,侯景文,等.血栓弹力图在急诊多发伤患者中的应用价值[J].中华危重病急救医学,2019,31(5):623-628.

[27]刘一娜,马晓春.重症凝血——目前的焦点问题和临床策略[J].中华医学杂志,2018,98(35):2796-2799.

（苏雨行）

肠系膜上动脉栓塞伴肠坏死

一、病例分享

❶ 初步病史

患者女性，69岁，因"突发剧烈腹痛1天"入院。患者1天前无明显诱因出现腹痛，全腹痛，疼痛剧烈，难以耐受，无恶心呕吐。在当地医院急诊就诊，给予禁饮食、胃肠减压、解痉止疼等治疗，效果差，为行进一步诊治于20××年6月27日转来我院急诊科，右下腹腹穿未抽出明显积液。自发病后未解大便，小便量少，体重变化不明显。

患者既往有高血压、冠心病、心房颤动病史，自服"阿司匹林、利血平"治疗，既往脑梗死病史，目前无遗留症状。否认糖尿病，否认肝炎结核等传染病，无药物及食物过敏史。无吸烟、饮酒等不良嗜好。既往月经规律，已绝经，育有一子一女。无家族遗传病史。

入院体格检查：T 38.5℃，P 100次/分，R 19次/分，BP 140/68 mmHg。老年女性，神志清，精神差。胸廓无畸形，双侧对称，呼吸均匀，双肺呼吸音粗，双肺无干、湿性啰音。心前区无隆起，心率100次/分，律不齐，无病理性杂音。腹部膨隆，无胃肠型及蠕动波，腹肌紧张，全腹部压痛（＋），反跳痛（＋），Murphy征阴性，肝脾肋下未触及，移动性浊音阴性，肠鸣音未闻及。双下肢无水肿，双侧Babinski征阴性。

❷ 辅助检查

实验室检查：血常规显示：白细胞 $20.86 \times 10^9/L$、中性粒细胞 $19.25 \times 10^9/L$、中性粒细胞比率 92.30%；血生化显示：血钾 3.4 mmol/L；凝血四项：PT 15.6 s，APTT 51.1 s，PT-INR 1.24，D-二聚体 2.05 $\mu g/mL$；PCT 5.21 ng/mL，NT-proBNP 1887 pg/mL。

影像学检查：腹部强化 CT 及肠系膜血管 CTA 考虑动脉粥样硬化性病变并多发动脉狭窄，肠系膜上动脉中远段栓塞（如图 1 箭头所示）。

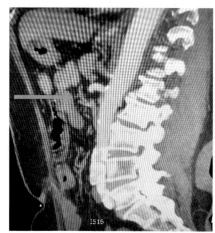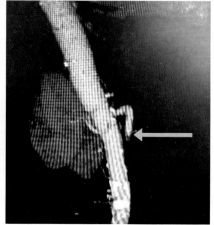

图 1　肠系膜上动脉 CTA

❸ 鉴别诊断

肠系膜动脉栓塞需与一些腹部其他脏器引起的急腹症相鉴别：

消化性溃疡穿孔：胃、十二指肠溃疡穿孔后，表现为上腹部剧痛并迅速遍及全腹，伴腹肌板样强直，全腹有压痛及反跳痛。肠浊音界缩小或消失。X 线显示膈下、腹腔内有游离气体。患者既往多有溃疡病史。

急性肠梗阻：表现为腹部膨隆，腹痛剧烈呈阵发性加剧，体检可见肠型或逆蠕动波，肠鸣音亢进呈气过水声或金属音调。麻痹性肠梗阻时，则肠鸣音减弱或消失。腹部 X 线透视或平片检查可见肠腔内有多个阶梯状液平，少数患者既往有腹部手术史。

急性胰腺炎：急性胰腺炎的疼痛剧烈，呈刀割样痛者较多见。疼痛部位除上腹部外，还可位于中腹部和左上腹，疼痛可以向腰背部放射。血、尿淀粉酶升高更显著。B 超检查可发现胰腺呈弥漫性或局限性增大，胰腺内部回声减弱，胰管扩张等征象。但必须指出，当胆石阻塞胆总管或壶腹乳头部时，可引起急性胰腺炎。因此，急性胰腺炎与急性胆囊炎或胆管炎可同时存在。

宫外孕破裂：无溃疡病史，有停经史，腹痛部位多在下腹部，多伴有阴道出血，血、尿 β-HCG 升高，超声检查可明确诊断。

卵巢囊肿蒂扭转：无溃疡病史，疼痛常突然发生，呈持续剧烈性痛，疼痛部位常位于下腹部。少数患者可因疼痛剧烈而发生休克。妇科检查及超声、CT 等检查可确立诊断。

此外，尚需与肠系膜动脉血栓形成和痉挛相鉴别。前者起病缓慢，血栓往往形成在肠系膜上动脉的开口处，造影剂在距主动脉 3 cm 以内即发生中断；后者是血管痉挛引起，造影剂检查见不到明显的梗阻部位。

❹ 诊治过程

患者强化 CT 提示肠系膜上动脉中远段栓塞，考虑患者目前腹膜炎明显、血常规白细胞及 PCT 等感染性指标明显升高，出现发热，缺血性肠坏死的可能性极大，手术探查指征明确，遂急症在全麻下行剖腹探查术。术中探查见腹腔内少量淡红色腹水，吸出约 200 mL，距屈氏韧带以远约 110 cm 处至回盲部小肠广泛缺血坏死，肠系膜血管内可探及血栓。术中切除坏死肠管共约 380 cm（见图 2），近端空肠行造瘘术。术后给予抗感染、低分子肝素抗凝治疗。病情稳定后行心脏超声检查示：室间隔增厚、双房扩大、升主动脉扩张，未发现附壁血栓。因患者残存肠管较前明显减少，早期造瘘口内排出肠液多，单纯肠内营养难以维持病情所需，给予卡文行肠外营养支持，根据血生化指标调整电解质用量。同时为避免肠道菌群异位，充分利用残存肠管，给予安素行肠内营养。安素采取"少食多餐"原则，延长进餐时间，尽可能增加肠道对营养素的吸收。术后 10 天患者已完全脱离肠外营养支持，顺利出院。

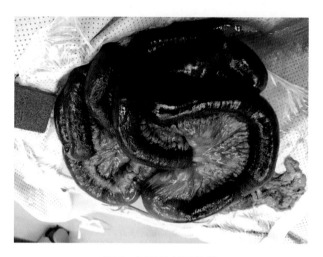

图 2　切除的坏死肠管

二、分析讨论

　　该病例诊治难点有两方面：一方面是诊断困难，急性腹痛往往不会考虑肠系膜上动脉栓塞的可能，也很少会第一时间行强化 CT 检查；另一方面是一旦诊断明确，往往病情已经进展到肠坏死、感染性休克等严重阶段，手术风险大，术后往往出现短肠综合征等严重并发症，预后不良。急性肠系膜上动脉栓塞多有风湿性心脏病、房颤、心内膜炎、心肌梗死、瓣膜疾病和瓣膜置换术等病史，临床表现不典型，发病初期：①症状重：发病急，剧痛呈弥漫性，伴恶心、呕吐、腹泻。②体征轻：腹部平软，压痛轻，弥散，无肠鸣音亢进，全身改变不明显。特点是轻微的体征跟严重的症状不相称。

　　疾病进展：①出现肠坏死和腹膜炎，病人腹胀明显，出现腹膜刺激征，可呕暗红色血性液及血便，甚至休克。②腹腔穿刺液为血性，血象升高，血液多浓缩，D-二聚体、AST、LDH 和 CPK 亦有参考价值。③腹部平片提示小肠受累（肠袢扩张和水肿），腹腔肠腔积液。

　　CT 检查对诊断本病有一定意义，尤其是强化 CT，除可发现肠系膜动脉充盈缺损外，还可发现肠壁强化减弱、增厚，肠系膜水肿等现象。肠系膜动脉造影是诊断本病的最可靠的方法。尤其是在病程的早期，对高度怀疑本病的患者应尽快做此检查，从而明确诊断，及早手术。

　　本病例患者来院时发病已超过 24 小时，肠坏死难以避免。术后残存肠管维持正常吸收功能至少需要 100 cm,若小肠只残留 0～30 cm,必须长期依赖肠外营养支持。该例患者虽残存肠管超过 100 cm,但患者早期仍出现水样腹泻,肠内营养后出现吸收不良、低蛋白血症等。患者切除大量肠管,对于营养吸收的功能基本丧失,术后早期必须依赖肠外营养。

三、病例启示

肠系膜血管缺血性疾病是一种临床较少见、病情极为凶险的急腹症[1]。一般以急腹症或消化系统疾病就诊于急诊科,临床误诊率和病死率均较高,临床医生对本病认识不足而延误治疗,是该病治愈率低的主要原因之一。故急诊科医师应该对其有足够的警惕,尽量早期明确诊断,及时治疗,以降低病死率。

根据《黄家驷外科学》,肠系膜血管缺血性疾病通常可以分为:急性肠系膜上动脉闭塞、非闭塞性急性肠缺血、肠系膜上静脉血栓形成、慢性肠系膜血管闭塞缺血四种情况。急性肠系膜血管缺血性疾病早期诊断较为困难,当明确诊断时,因缺血时间长,肠已有坏死,同时患者多有严重心脏病,总体治疗效果不佳。急性肠系膜上动脉闭塞的预后较差,死亡率为 85%,栓塞患者占 75%～80%,血栓形成患者占 96%～100%。急性肠缺血患者有 20%～30% 的动脉或静脉主干未见明显阻塞,也有报告比例高达 50%,这类非闭塞性肠缺血是在严重的原发病基础上发生的,发生后又难以及时治疗,并发症多,死亡率可高达 80%～90%。急性肠系膜上静脉血栓形成经手术及抗凝治疗,预后较动脉栓塞好,但死亡率仍在20% 左右。慢性肠系膜血管闭塞缺血的患者总体预后较好,但症状持续数月或数年后患者有发生急性肠系膜血栓形成和肠梗死的可能[2]。

2013 年成立的欧洲创伤和急诊外科协会(ESTES),制定了急性肠缺血(acute mesenteric ischaemia,AMI)的治疗指南。指南指出,早期的干预能阻止、逆转病理过程而恢复健康,但是,在肠坏死前很难想到 AMI,故早期诊断 AMI 很困难。肠坏死是此病的主要死亡原因。早期诊断和快捷处理是当代治疗的目标,但是现在没有随机、对照试验指导临床治疗,也没有依据大量的原始资料发表的综述论文。大多数资料主要来自病例报告和小样本、回顾性研究,没有明确的定义和治疗标准的文章[3]。

肠系膜血管缺血性疾病临床上缺乏特征性的症状和体征,及时诊断和治疗都很困难,帕白克(Park)等[4]总结近 30 年的文献发现,肠缺血坏死病例平均病死率达 69%。李扬[5]回顾性分析一组 32 例特发性结肠坏死穿孔患者,发现术前误诊 29 例（81%）。雷纳（Renner）等[6]认为肠缺血坏死治疗的关键是提高警惕性。

总之，针对此类疾病的临床表现与治疗手段效果的综合分析研究，有助于形成一个诊治流程，对指导临床意义重大，有望显著改善此类疾病的预后[7]。

参考文献

[1] Kärkkäinen J M，Acosta S. Acute mesenteric ischemia（part Ⅰ）-Incidence，etiologies，and how to improve early diagnosis[J]. Best Practice & Research Clinical Gastroenterology，2017，31(1)：15-25.

[2]吴孟超，吴在德.黄家驷外科学[M].北京：人民卫生出版社，2008.

[3]TILSED J V T，CASAMASSIMA A，KURIHARA H，et al. ESTES guidelines：acute mesenteric ischaemia[J]. European Journal of Trauma and Emergency Surgery，2016，42(2)：253-270.

[4]PARK W M，GLOVICZKI P，CHERRY K J JR，et al. Contemporary management of acute mesenteric ischemia：factors associated with survival[J]. J Vasc Surg，2002，35(3)：445-452.

[5]李扬.特发性结肠坏死穿孔 32 例[J].世界华人消化杂志，2010，18(11)：1178-1181.

[6]RENNER P，KIENLE K，DAHLKE M H，et al. Intestinal ischemia：current treatment concepts[J]. Langenbecks Arch Surg，2011，396(1)：3-11.

[7]朱明洋，郑翼德.急性肠系膜上动脉栓塞诊断与治疗的进展[J].中国血管外科杂志(电子版)，2020，12(1)：77-80.

（肖思建）

急性腹腔间隔综合征合并多脏器功能衰竭

一、病例分享

❶ 初步病史

患者男性,57 岁,20××年 4 月 4 日入院。主诉:"重物砸伤致伤全身多处2 天"。现病史:患者 2 天前被重物砸伤腹部,即感腹部剧烈疼痛、意识模糊,下肢活动障碍,遂被"120"送至当地某医院急诊科就诊,入院后给予补液、抗休克治疗,完善术前检查后急诊手术,在全麻下行剖腹探查术＋胃短血管、右侧髂内静脉分支缝扎止血术＋膀胱破裂修补术＋骨盆骨折外固定架固定术＋右侧胫骨结节骨牵引术,术后转入重症医学科治疗,给予输血、补液、止血、抗感染治疗。患者出现多脏器功能不全,无尿,因病情危重,需行 CRRT 治疗转来我院。急诊以"多发伤"入院。患者受伤以来,神志不清,精神差,未排便,持续导尿,无尿。

既往史:否认高血压、心脏病、糖尿病病史,否认其他外伤手术病史,否认肝炎、结核等传染病史。有输血史,否认药物过敏史。

个人史:否认外地及疫区久居史;无烟酒等不良嗜好。

家族史:否认家族性遗传病史及传染病史。

体格检查:T 35.2℃,P 113 次/分,R 27 次/分 BP 170/97 mmHg,体重90 kg,身高 175 cm。

专科查体:老年男性,经口插管,昏迷状态,强刺激可睁眼,无指令性动作,双侧瞳孔等大等圆,直径 3 mm,对光反应迟钝,格拉斯哥昏迷评分(GCS):E4 VT M5。双肺呼吸音粗,未闻及干湿性啰音,心律齐,未闻及杂音。腹软,腹带固定,压之有痛苦表情,无反跳痛,阴囊水肿。腹部可见 T 形腹部探查切口,纵行切口长约 20 cm,横行切口长约 15 cm,轻度红肿,可见淡红色渗出液,骨盆处可见外固定架固定,腹腔引流管 1 根,盆腔引流管左右各 1 根,膀胱造瘘管 1 根,尿管 1 根,引流管引流通畅。双下肢水肿不明显,右侧下肢持续骨牵引,右侧股部近端肿胀、畸形,可及反常活动,右侧足部皮温正常,足部动脉搏动可触及。右手握力 2 级,左侧肢体疼痛刺激可见屈曲,躯体感觉检查无法配合,双侧病理反射均未引出。

辅助检查:20××年 4 月 4 日,患者行各项实验室检查,结果如下。

血常规:WBC 12.93×10⁹/L,HGB 76 g/L,PLT 60×10⁹/L;凝血系列:PT 23.80 s,PT-INR 2.03 s,APTT 42.3 s;D-二聚体大于 20 μg/mL,FDP 大于 150 μg/mL。IL-6 92.03 pg/mL。肝功:谷丙转氨酶 5 410 IU/L,谷草转氨酶9 408 IU/L,总蛋白45 g/L,白蛋白26 g/L,肌酐512 μmmol/L,BUN 29.3 mmol/L,血钾 5.0 mmol/L,Ccr(内生肌酐清除率)18.05 mL/min。

20××年 4 月 2 日,患者在外院行胸腹盆部 CT 显示(见图 1～图 5):脾破裂,肝脏被膜下血肿及腹盆腔积血,肝破裂不除外,L2～4 横突骨折,左侧髂骨、耻骨联合、坐骨支、右侧股骨粗隆间骨折,左侧骶骨翼撕脱骨折。

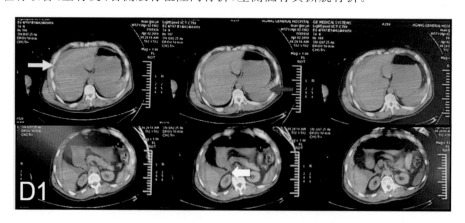

图 1 外院腹部 CT

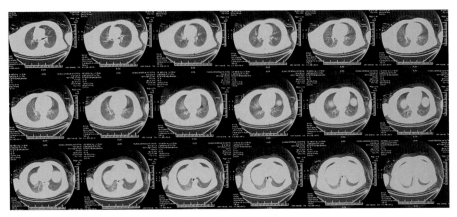

图 2　外院胸部 CT

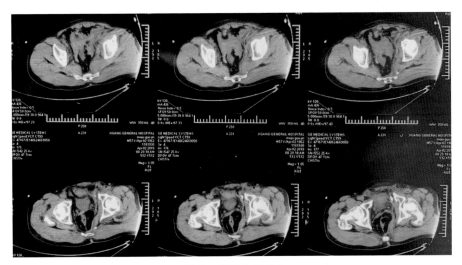

图 3　外院盆部 CT

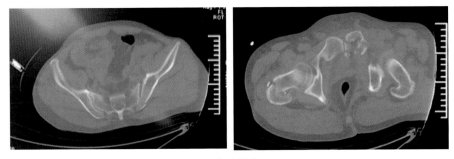

图 4　外院骨盆 CT

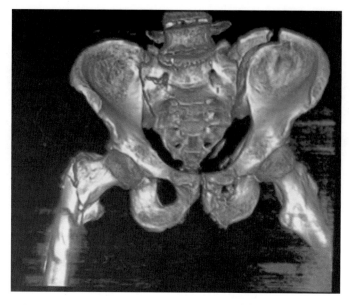

图 5　外院骨盆 CT 三维重建

图 6 所示为患者在外院所做颅脑 CT 图像。

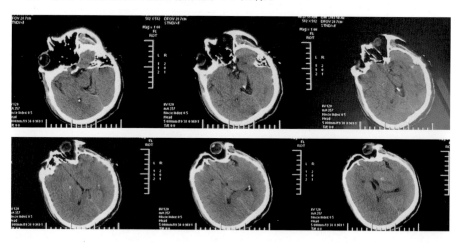

图 6　外院颅脑 CT

图 7 为患者在齐鲁医院颅脑 CT 复查结果，显示：右侧基底节区、右侧放射冠、右侧枕叶缺血梗死灶。

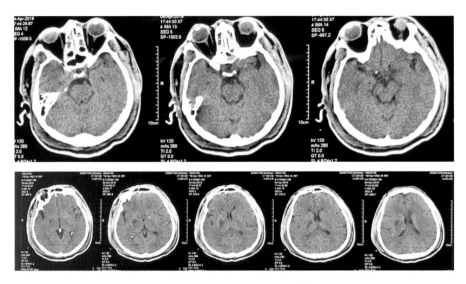

图 7　齐鲁医院颅脑 CT 复查结果

❷ 病情演变

患者入院后状态评估：存在多脏器功能不全，包含急性肾功能不全、急性肝功能损伤、急性心肌损伤、创伤性凝血病、急性脑梗死，同时存在高钾血症、低蛋白血症、贫血，合并骨盆骨折外固定术后、右侧胫骨结节骨牵引术后、剖腹探查术后、膀胱破裂修补术后状态（见图 3、图 4）。立即给予颈内静脉置管，协调 CRRT 治疗，模式为 CVVH，呼吸机辅助通气治疗（见图 10）、输血纠正凝血功能异常及贫血，美罗培南 1 g 静滴抗感染治疗，每 8 小时一次，监测感染系列指标。至 20××年 4 月 15 日，患者又进行各项实验室检查，血常规：WBC 12.4×10^9/L，NEU 79.9%，HGB 79 g/L，PLT 83×10^9/L；肝功：ALT 5 410 IU/L，AST 9 408 IU/L，TP 48 g/L，ALB 31.5 g/L，Cr 607 μmmol/L，BUN 34.72 mmol/L。CRRT 状态，每日膀胱造瘘引量 225～360 mL，监测肌酐变化趋势：由入院时 512 μmol/L，下降至 271 μmol/L，但于 20××年 4 月 15 日再次升高。期间于 20××年 4 月 13 日行膀胱造影治疗，明确膀胱破裂缝合区造影剂外漏，目前少尿状态不能排除合并存在尿外渗。于 20××年 4 月 15 日行膀胱修补术，术中明确原膀胱破裂修补区仍存在尿外渗，且临近骨盆前环损伤区，给予局部重新缝合处理，另行膀胱造瘘术，术中行膀胱注水试验检查无外渗表现（见图 11）。同时行原腹壁切口近端探查,明确腹直肌鞘内肌肉坏死(见图 12),切口上端切口敞开,局部清创处理后行油纱覆盖大网膜层,VAC 负压吸引材料封闭腹腔(见图 13)。术后至 20××年 4 月 25 日期间于 ICU 间断行 CRRT 治疗,每日尿量波动于 50～740 mL(见图 14),肌酐逐步下降至 393 μmol/L。于 20××年 4 月 25 日,行腹壁清创缝合,创面新鲜,但仅能全层缝合腹壁(见图 15)。伤后第 30 天每日尿量逐步增加至 500～2 350mL(见图 16),腹壁切口愈合。伤后第 38 天(20××年 5 月 10 日),骨盆外固定架针道存在局部感染,评估骨盆稳定性已恢复,拆除骨盆外固定架。同时行右侧股骨近端影像学评估,提示髋内翻、股骨短缩,局部大量骨痂形成(见图 17)。至伤后第 61 天(20××年 6 月 3 日),尿量为 2 000 mL/d,体温 36.1～38.1 ℃,血常规 WBC 9.21×10⁹/L,应用替加环素 50 mg,每 12 小时一次,控制肺部感染。至此,患者神志清楚,可主动肢体活动,右侧下肢短缩约 2 cm,轻度外旋畸形,骨盆及股骨骨折局部稳定性良好,无明显触痛及下肢轴向叩击痛,腹壁中上部软化,表现为局部薄弱,存在腹壁疝,膀胱造瘘管拔除后可自行排尿,膀胱造瘘口局部油纱填充,转当地医院继续行康复治疗(见图 18)。

患者出院后半年随访:目前在当地医院做康复治疗,可以扶双拐行走(见图 19),腹壁切口愈合良好,但存在腹壁疝表现。

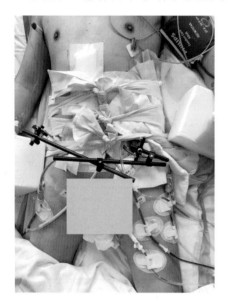

图 8　入院时患者外观

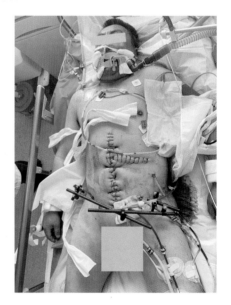

图 9　外固定及呼吸机辅助治疗

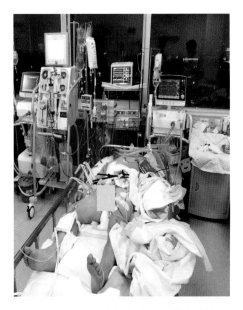

图 10　CRRT 治疗及呼吸机辅助治疗

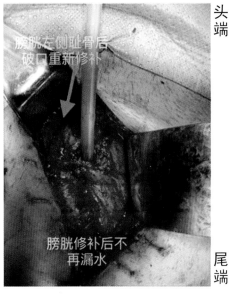

图 11　术中膀胱修补

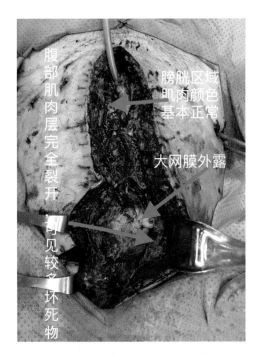

图 12　明确腹壁肌肉坏死状态

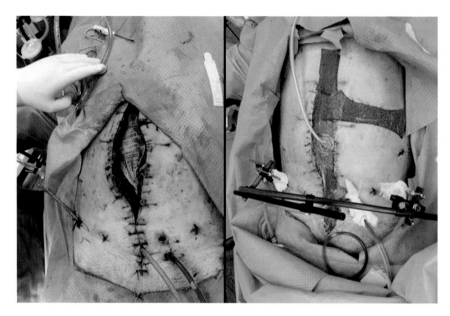

图 13　VAC 临时性关腹技术

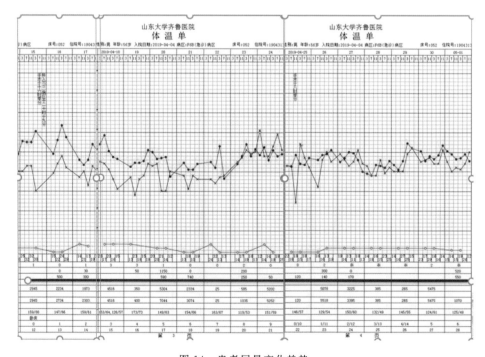

图 14　患者尿量变化趋势

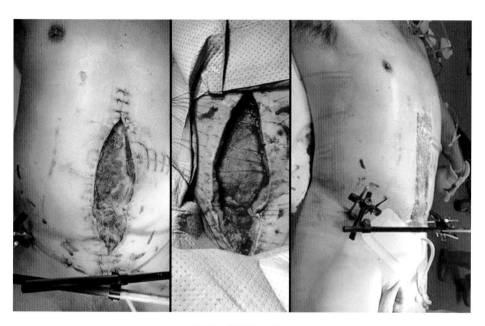

图 15　腹壁切口缝合

D30-43尿量逐渐增加

出量	大便量（mL）	1000	800	600	600		1250	1150
	尿量（mL）	1000	510	900	1650	1480	1180	950
	痰量（mL）							
	引流量（mL）	5590	4294	1946	600	2572	3255	3407
	呕吐量（mL）							
	总　量（mL）	7590	5604	3446	2850	4052	5685	5507
入量（mL）								
血　压（mmHg）		160/60	155/59	121/43	157/61	158/62	136/62	146/58
体　重（kg）								
手术后天数		7	8	9	10	11	12	13
住院天数		29	30	31	32	33	34	35
出量	尿量（mL）	1600	1650	1720	2350	1550		1500
	痰量（mL）							
	引流量（mL）						500	
	呕吐量（mL）							
	总　量（mL）	2450	2400	3270	3500	2980	500	2000
入量（mL）								
血　压（mmHg）		139/57	120/61	106/49	141/44	115/57	110/73	141/95, 141/95
体　重（kg）							0	70
手术后天数		14						
住院天数		36	37	38	39	40	41	42

第　6　页

图 16　患者尿量变化趋势

91

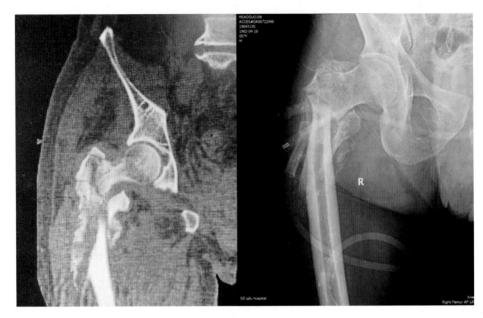

图 17　右侧股骨近端 CT 及 X 线片

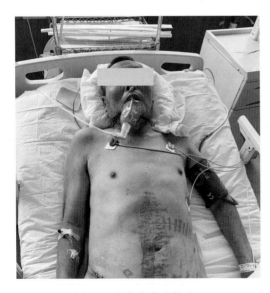

图 18　患者出院时外观

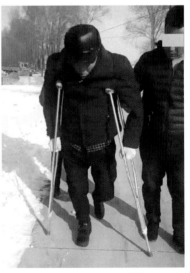

图 19　出院后半年随访

❸ 检查评估

外院胸腹盆部 CT 影像显示：脾破裂，肝脏被膜下血肿及腹盆腔积血，肝破裂不除外，L2～4 横突骨折，左侧髂骨、耻骨联合、坐骨支、右侧股骨粗隆间骨折，左侧骶骨翼撕脱骨折。

齐鲁医院头部 CT 影像显示：右侧基底节区、右侧放射冠、右侧枕叶缺血梗塞灶。

❹ 鉴别诊断

急性肾功能不全的病因分类：肾前性、肾性和肾后性。

肾前性急性肾功能不全：任何原因引起的肾血液灌流量急剧减少而导致的泌尿功能障碍，此时肾无器质性病变，如肾灌流量及时恢复，则肾功能也随即恢复正常，又称"功能性急性肾功能不全"（functional acute renal insufficiency）。其包含以下病因：①有效循环血量减少，如细胞外液大量丢失、心输出量减少、血管床容积扩张。②肾血流动力学改变。

肾性急性肾功能不全：由于各种原因引起肾实质病变而产生的急性肾功能不全，又称"器质性急性肾功能不全"（parenchymal acute renal insufficiency）。其包含以下病因：①急性肾小管坏死。②肾小球或肾血管疾病。③急性间质性病变。

肾后性急性肾功能不全：由于肾以下尿路（从肾盏到尿道口任何部位）梗阻引起的急性肾功能不全，称为肾后性急性肾功能不全（postrenal acute renal insufficiency）。

❺ 治疗详情和预后

患者出院后半年，在当地医院做康复治疗，目前可在双拐辅助下行走，腹壁切口愈合良好，但因腹壁肌肉深层缺损范围较大，存在腹壁疝表现，没有出现腹壁疝绞窄。这提示我们，对于此类腹壁肌肉清创病患，术后有较高概率发生迟发性腹壁疝，需提前向患者及家属讲明预后。

二、分析讨论

判断急性肾功能障碍成因：患者高能量损伤，伤后合并休克及严重腹部损伤，当地医院行一期剖腹探查、腹腔损伤处理及骨盆骨折、下肢骨折损伤控制性治疗。该患者在治疗早期产生的急性肾功能不全可能为低血容量休克及腹腔高压产生的肾前性因素的叠加效应。治疗初期，对于腹部高能量损伤，需密切关注患者腹腔压力变化，通过膀胱内压力监测，间接反映腹内压力变化。早期积极抗休克治疗仅纠正了低血容量因素，对于腹腔高压乃至腹腔间隔综合征所造成的肾前性因素没有处理，应早期给予：①减少消化道内容物；②减少腹内占位性病变；③增加腹壁顺应性；④优化输注液体量；⑤改善组织灌注。如仍存在腹腔高压，需尽早行临时性关腹治疗，采用负压封闭材料临时性关闭腹腔，改善肾脏血流灌注。

膀胱破裂处理：该患者治疗初期，当地医院对其行膀胱造瘘处理，对于膀胱损伤在一期修复过程中均需要进行膀胱注水试验监测，评估缝合严密性。该患者膀胱破损区临近耻骨支骨折区，骨折早期行外固定治疗，控制骨盆容积，但没有对移位较大耻骨支骨折块进行固定，理论上存在持续刺激愈合不良的可能性。对于合并骨盆前环骨折合并膀胱破裂患者，在损伤初期局部感染没有形成，行膀胱修补术的同时可以有选择地行耻骨支骨折内固定，避免二次损伤及骨盆外固定针道感染风险。

三、病例启示

及时发现和认识急性腹腔间隔综合征（abdominal compartment syndrome，ACS）的病因和临床表现，对 ACS 及时处理能延缓多脏器功能不全（MOF）和全身性炎症反应综合征（SIRS）的发生与发展，这对挽救患者生命至关重要。因此如出现相关病因应首先考虑 ACS 的存在，并进行相应的减压处理。

明确 ACS 的概念：实验和临床研究均已证实，腹腔内高压确可单独作为多器官功能损害的致病因素，能导致胃肠道、心血管、肾、呼吸和中枢神经系统功能障碍。无论何种原因，只要引起腹内高压，如较大腹壁疝修补术后勉强关腹，任何可能造成腹腔内或腹膜后大量渗出的病症，腹腔内填塞止血等均可引起腹腔内容量急剧增加，从而导致 ACS 的发生。在临床上外伤失血需要大量液体复苏或液体输入过多，尤其对晶体输液量大于 10 L 和输注红细胞大于 10 U 的患者要注意 ACS 的发生。国内外学者注意到创伤后也会发生 ACS,其机制尚不清楚,大多认为主要与血管渗漏、缺血再灌注损伤、血管活性动物质的释放及氧自由基等综合因素共同作用,从而导致内脏器官的水肿、细胞外液大量增加有关。尤其在需要大量液体复苏的患者,由于其血管通透性的增加以及内脏器官的严重水肿,均可引起腹内压的升高,最终发展成 ACS,需积极行程序性治疗,必要时早期行剖腹探查并采用临时性关腹治疗。

参考文献

[1] KHOT Z, MURPHY P B, SELA N, et al. Incidence of intra-abdominal hypertension and abdominal compartment syndrome: a systematic review [J]. J Intensive Care Med, 2019, 885066619892225. [published online ahead of print, 2019 Dec6].

[2]PEREIRA B M. Abdominal compartment syndrome and intra-abdominal hypertension[J]. Curr Opin Crit Care,2019,25(6):688-696.

[3] BJÖRCK M, WANHAINEN A. Management of abdominal compartment syndrome and the open abdomen[J]. Eur J Vasc Endovasc Surg, 2014,47(3):279-287.

[4]KIRKPATRICK A W, ROBERTS D J, DE WAELE J, et al. Intra-abdominal hypertension and the abdominal compartment syndrome: updated consensus definitions and clinical practice guidelines from the world society of the abdominal compartment syndrome[J]. Intensive Care Med, 2013,39(7): 1190-1206.

[5]CHEATHAM M L, MALBRAIN M L, KIRKPATRICK A, et al. Results from the international conference of experts on intra-abdominal hypertension and abdominal compartment syndrome. II. Recommendations[J]. Intensive Care Med,2007,33(6):951-962.

[6] MALBRAIN M L, CHEATHAM M L, KIRKPATRICK A, et al. Results from the international conference of experts on intra-abdominal hypertension and abdominal compartment syndrome. I. Definitions [J]. Intensive Care Med,2006,32(11):1722-1732.

（程林）

案例
12

挤压综合征合并环骨盆区开放性
Morel-Lavallée lesion 病

一、病例分享

❶ 初步病史

  患者男性,37岁,因"机器挤压致伤全身多处6天"于20××年1月3日入院。6天前,患者工作期间被一运动设备剧烈挤压在墙壁之间,时间长约1分钟,当时出现意识丧失,呼吸困难,伴大小便失禁,可见鲜血自肛门流出。急送当地医院就诊,经口气管插管并机械通气、输血补液、止血、抗感染等对症支持治疗,直肠指诊触及直肠及肛管后壁裂伤,有血液流出,行局部压迫填塞、血管造影栓塞治疗效果不佳。5天前,剖腹探查见:腹腔内大量清亮液体800 mL,直肠—乙状结肠交界处见纵行长约4 cm浆膜层撕裂,术中处置:乙状结肠造瘘,放置腹腔引流管2根,肛门内直肠腔内放置引流管1根;左侧胸腔闭式引流术,引出暗红色积液。1天前,患者无尿,当地医院行CRRT治疗,血小板进行性下降,输注血小板,持续呼吸机辅助通气,患者高热,体温最高39 ℃,抗生素选择美罗培南、达托霉素静滴,可见左臀部肿胀、淤紫,肛门持续出血。联系转入我院治疗。

  查体:T 38.4℃,R 22 次/分,HR 115 次/分,BP 99/57 mmHg(升压药),SpO_2 98%(呼吸机),镇痛镇静状态,双侧瞳孔等大等圆,直径2.5mm。全身多处淤血淤斑、血肿,局部破溃,胸、腹、双下肢多处捻发感,左侧胸腔闭式引流管未见水柱波动,双肺呼吸音粗,双下肺闻及少许湿啰音,腹平坦,左侧腹壁皮下淤血,有波动感及压痛,无明显反跳痛,肝脾肋下未触及。臀部及肛周大面积淤青、波动感阳性,肛周撕裂区可见暗红色液体流出(见图1)。

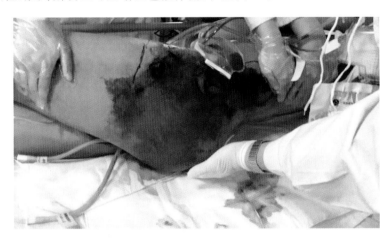

图 1-1　转入 ICU 时臀部软组织外观

辅助检查:患者于 20××年 1 月 3 日在当地医院行 CT 检查,显示:①双侧头皮下软组织肿胀;②C4、C5 棘突骨折,左锁骨、双侧肋骨骨折;③左侧气胸,双侧胸腔积液;④双肺炎,下叶部分不张,腹盆腔积液,骨盆多发骨折(见图2)。患者于 20××年 1 月 3 日进行各项实验检查,结果如下:血气分析:pH 7.45,PO_2 118 mmHg,PCO_2 47 mmHg,Lac 3.7 mmol/L(机械通气 FiO_2 50%),BUN 18.75 mmol/L,Cr 361 μmol/L,CK 3227 U/L,Myo 2577 ng/mL,PCT > 100 ng/mL。CRP 256 mg/L,血常规:WBC 21.86×10^9/L,PLT 38×10^9/L,AST 120 IU/L,ALT 114 IU/L,前白蛋白 9.8 mg/dL,ALB 33 g/L。

入院诊断:①休克,低血容量性休克,感染性休克;②直肠破裂,乙状结肠造瘘术后,环骨盆区广泛软组织剥脱伤并感染;③肺挫伤,创伤性湿肺,呼吸衰竭,左侧血气胸;④多发骨折,颈椎骨折,锁骨骨折,多发肋骨骨折,骨盆环骨折;⑤急性肾损伤;⑥急性肝损伤;⑦血小板减少;⑧贫血。

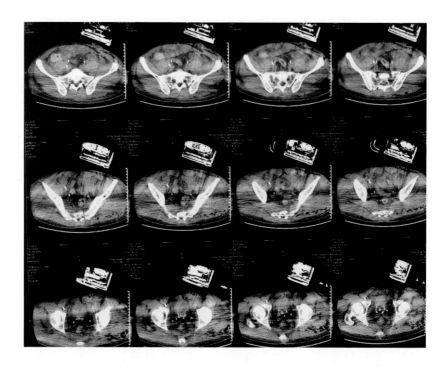

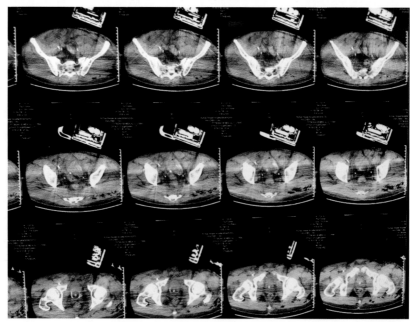

图 2　当地医院 CT 检查

❷ 病情演变

　　患者转入我院后多学科协作治疗，脏器功能支持：① 呼吸机辅助呼吸，CRRT；②改善肝功能；③输血，补液纠正休克；④营养支持治疗；⑤重症护理治疗；⑥抗生素抗感染，由于外院细菌培养提示泛耐药细菌感染给予美罗培南加达托霉素。急诊外科：在患者入院当日对其行清创负压吸引治疗(见图3、图4)。第一次清创所见：创腔感染重，恶臭味，清除左侧臀部及股部坏死组织；直肠横断，间断缝合直肠壁并放置肛管；清理创腔脓苔样组织及积液，负压封闭创腔(见图5)；术中组织培养：ESBLs 阳性大肠埃希菌和鲍曼不动杆菌；调整抗生素：替加环素与美罗培南。术后 ICU 内治疗，肾脏功能：肌酐指标监测呈下降趋势，从入院时的 361 μmol/L 逐渐降低至(入院第 12 天)209 μmol/L，尿量从入院时的300 mL/d 增长至 4 200 mL/d，并于入院第 11 天停止 CRRT 治疗。呼吸功能：入院第 4 天试脱呼吸机，入院第 5 天行气管切开术，入院第 12 天完全脱机，气管切开处导管吸氧，入院第 62 天拔除气管切开处套管，无须吸氧。多次术中留取组织培养：1 月 6 日坏死组织培养：大肠埃希菌＋鲍曼不动杆菌；1 月 18日皮损处分泌物培养：大肠埃希菌＋铜绿假单胞菌，调整抗生素：美罗培南、替加环素、多黏菌素、头孢哌酮舒巴坦；监测血常规 WBC 由入院时21.86×10^9/L，下降至(入院第 12 天)12.65×10^9/L，PCT 也从大于100 ng/mL 降至 6.32 ng/mL。于患者入院第 13 天对其行 3 次清创术，可见肌肉坏死，每日负压吸引量大于 1 000 mL，针对性给予营养支持治疗，加用肠内营养剂 TPF-T 1 500 mL/d，乳清蛋白粉 40 g/d，卡文 1 440 mL/d，11.4% 氨基酸 500 mL/d，达到每日 2 950 kcal(12 330 kJ)，蛋白 218 g/d，营养指标监测提示前白蛋白及白蛋白均呈改善趋势，监测体重由入院时为 62 kg 到入院第 14天时最低点 59 kg，至入院 83 天时升至 67 kg。患者历经 7 次手术(外院 1 次，我院 6 次)，行骨盆环区、会阴区大面积皮肤缺损区清创植皮，腰背部广泛剥脱区清创负压吸引封闭创面。至 20××年 2 月 3 日植皮区 95% 均存活，残留创面集中于坐骨结节区，行换药修复。患者在我院住院 83 天，手术 6 次(见图6 ～图10)，至出院时创面愈合(见图11)，患侧髋、膝、踝可主动屈伸活动，转康复医院治疗。

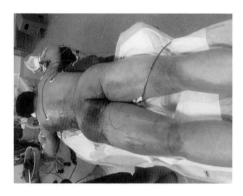
图3 转入齐鲁医院第1次清创手术外观

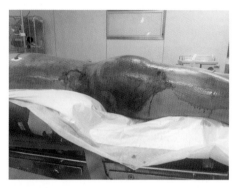
图4 转入齐鲁医院第1次手术外观

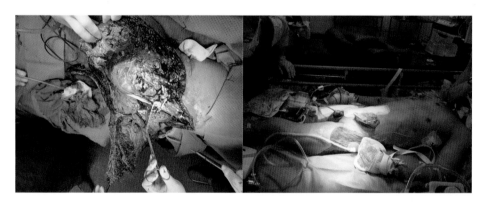
图5 第1次清创外观

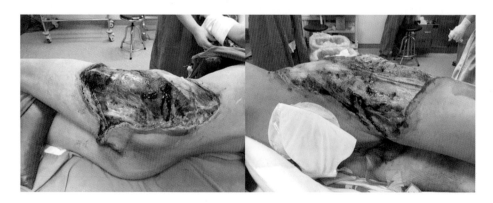
图6 第2次手术外观

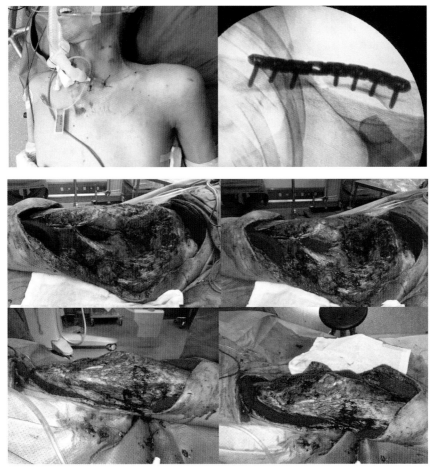

图 7　第 3 次手术外观

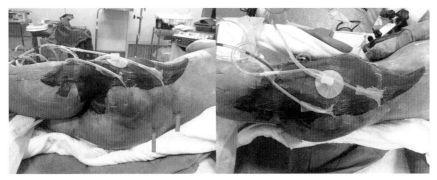

图 8　第 4 次手术后外观

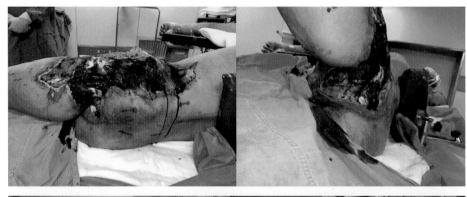

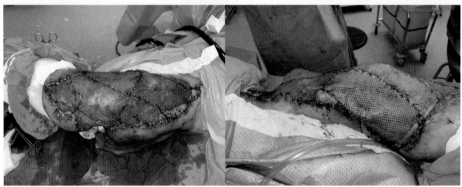

图 9　第 5 次手术外观

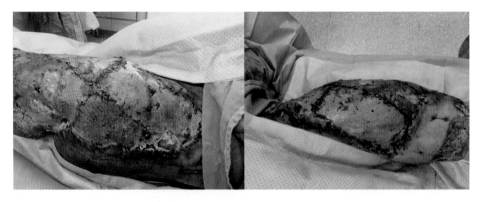

图 10　第 6 次手术外观(一)

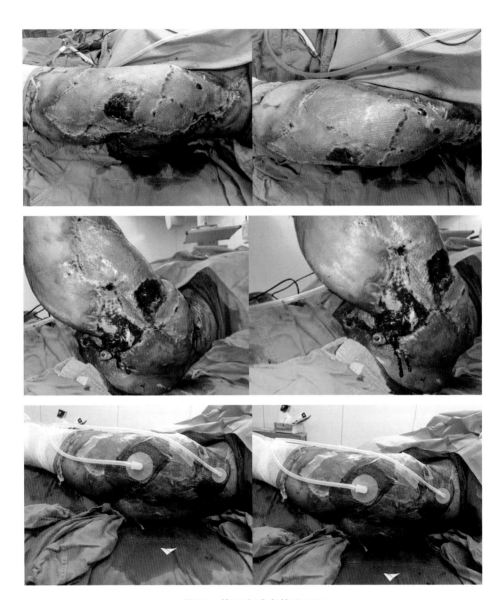

图 10　第 6 次手术外观(二)

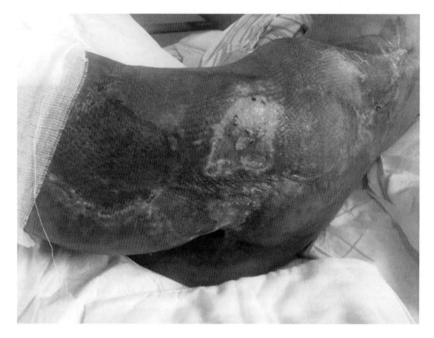

图 11　出院时外观

❸ 检查评估

CT(20××年1月3日)：①双侧头皮下软组织肿胀；②C4、C5棘突骨折，左锁骨、双侧肋骨骨折；③左侧气胸，双侧胸腔积液；④双肺炎，下叶部分不张，腹盆腔积液，骨盆多发骨折。

血气分析(20××年1月3日)：pH 7.45，PO₂ 118 mmHg，PCO₂ 47 mmHg，Lac 3.7 mmol/L(机械通气 FiO₂ 50%)。

肝、肾功能(20××年1月3日)：BUN 18.75 mmol/L，Cr 361 μmol/L，CK 3 227 U/L，Myo 2 577 ng/mL，AST 120 IU/L，ALT 114 IU/L，前白蛋白 9.8 mg/dL，ALB：33 g/L。

感染系列指标：PCT 大于 100 ng/mL，CRP 256 mg/L。

血常规：WBC 21.86×10⁹/L，PLT 38×10⁹/L。

❹ 鉴别诊断

　　骨筋膜室综合征:骨筋膜室是由骨、骨间膜、肌间隔及深筋膜所构成。骨筋膜室综合征是指骨筋膜室内的肌肉和神经因急性缺血、缺氧而产生的一系列早期症候群,又称"急性筋膜间室综合征""骨筋膜间隔区综合征",最多见于前臂掌侧和小腿。骨筋膜室综合征的早期临床表现以局部为主。只在肌肉缺血较久、已发生广泛坏死时,才出现全身症状,如体温升高、脉率增快、血压下降,白细胞计数增多,血沉加快,尿中出现肌红蛋白等。

　　创伤后肢体持续性剧烈疼痛,且进行性加剧,为本征最早期的症状,是骨筋膜室内神经受压和缺血的重要表现。神经组织对缺血最敏感,感觉纤维出现症状最早,必须对此予以足够重视,及时进行诊断和处理。至晚期,当缺血严重,神经功能丧失后,感觉即消失,即无疼痛。指或趾呈屈曲状态,肌力减弱。被动牵伸指或趾时,可引起剧烈疼痛,为肌肉缺血的早期表现。患室表面皮肤略红,温度稍高,肿胀,有严重压痛,触诊可感到室内张力增高。远侧脉搏和毛细血管充盈时间正常。但应特别注意,骨筋膜室内组织压上升到一定程度:前臂 8.66 kPa(65 mmHg)、小腿 7.33 kPa(55 mmHg),就能使供给肌血运的小动脉关闭,但此压力远远低于患者的收缩血压,因此还不足以影响肢体主要动脉的血流。此时,远侧动脉搏动虽然存在,指、趾毛细血管充盈时间仍属正常,但肌肉已发生缺血,所以肢体远侧动脉搏动存在并不是安全的指标,应结合其他临床表现进行观察分析,协助诊断。

　　以上症状和体征并非固定不变。若不及时处理,缺血将继续加重,发展为缺血性肌挛缩和坏疽,症状和体征也将随之改变。缺血性肌挛缩的五个主要临床表现,可记成 5 个"P":①由疼痛(pain)转为无痛;②苍白(pallor)或发绀、大理石花纹等;③感觉异常(paresthesia);④麻痹(paralysis);⑤无脉(pulselessness)。

❺ 治疗详情和预后

　　治疗详情见"病情演变"部分,患者出院后半年随访见图 12,患者出院后 1 年随访见图 13。

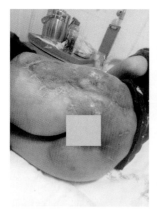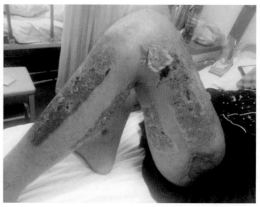

图 12　半年后随访

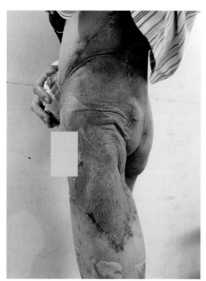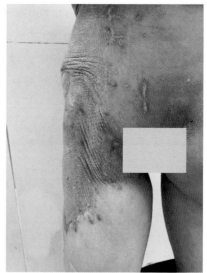

图 13　1 年后随访

二、分析讨论

　　合并会阴部撕裂伤处理流程：对于合并会阴部撕裂伤病例，应尽早进行结肠改道，单腔结肠造瘘，同时结合骨盆环损伤情况及后期入路位置，选择造瘘口位置，同时需对造口远端肠段进行彻底冲洗治疗，降低后期感染概率。

关于 Morel-Lavallée lesion（MLL）的治疗流程：依据开放性或闭合性剥脱伤，在损伤最为严重区域进行早期引流治疗，通过多次清创处理，清理局部坏死皮下组织，避免积液及腔隙性感染形成，必要时结合深部层次经皮缝合治疗，减少皮肤坏死范围。在坏死范围明确后，依据创面基底肉芽组织状态，选择修复方式，如游离植皮术或临近皮瓣转移修复术。

多发伤营养支持治疗：对于多发伤及合并广泛软组织创面病例，治疗期间注重不同阶段的营养监测及营养支持治疗，通过营养支持，逐步纠正消耗状态，为增强软组织修复提供必要条件。

抗生素治疗：软组织创面感染，在第一次清创治疗等待药敏期间，进行广谱抗生素治疗，同时缩短清创间隔，留取多部位组织培养，结合感染系列指标，如PCT、IL-6、WBC、红细胞沉降率（ESR）、CRP 变化趋势进行调整敏感抗生素控制感染。

三、病例启示

挤压综合征合并 MLL 损伤在临床上较为常见，对其治疗讲究时效性，需注意早发现、早治疗，即早期发现隐匿性软组织剥脱区，早期清创负压吸引治疗，合并会阴区创面早期结肠造瘘治疗，避免积液感染并迁延为感染性休克，同时缩短清创间隔，及时依据药敏选择应用抗生素，注重结合营养支持治疗，从而实现标本兼治。

参考文献

[1]SINGH R，RYMER B，YOUSSEF B，et al The morel-lavallée lesion and its management：a review of the literature[J]. J Orthop，2018，15（4）：917-921.

[2]SCOLARO J A，CHAO T，ZAMORANO D P. The morel-lavallée lesion：diagnosis and management[J]. J Am Acad Orthop Surg，2016，24（10）：667-672.

（程林）

多发伤患者肠破裂致感染性休克、多器官功能障碍

一、病例分享

❶ 初步病史

　　患者男性,45岁,因"胸腹盆及四肢多处外伤后2天"于20××年11月29日19时47分入院。患者2天前车祸伤,伤后立即送至当地医院,行X线及CT检查提示:左侧胸部多发肋骨骨折,左侧股骨颈及股骨粗隆间粉碎性骨折,左髋臼骨折,右侧尺桡骨远端粉碎性骨折并腕关节脱位;于当地医院收入ICU治疗,予以输血、扩容、抗感染、纠正休克,患者病情加重,给予气管插管、呼吸机辅助呼吸,患者出现进行性肌酐升高,尿少,考虑存在急性肾功能损伤,予以持续床旁血滤治疗;患者凝血功能紊乱,输注血液制品纠正凝血异常;为维持有效血压持续泵入去甲肾上腺素。患者为求进一步诊疗转至我院。

　　既往史:既往体健,否认高血压、糖尿病、冠心病病史,否认肝炎、结核等传染病病史,否认食物、药物过敏史,否认其他重大外伤和手术史;预防接种史不详。

　　个人史:少量吸烟,偶尔饮酒,无其他不良生活嗜好。

　　入院专科查体:T 39.6℃,P 126次/分,R 20次/分,BP 135/76 mmHg(去甲肾上腺素微量泵维持),体重92 kg。中年男性,持续镇静、镇痛状态,双侧瞳孔等大等圆,对光反射存在,双肺呼吸音粗,未闻及干湿性啰音,腹部膨隆,腹肌紧,腹膜刺激征不可查,叩诊呈鼓音,肠鸣音消失,右腕部小夹板固定,指端血运良

好;左侧股骨近端可见短缩畸形,双下肢肢端血运良好,足背动脉搏动良好,肌力及肌张力不可查,病理征未引出。图1所示为患者入院时大体外观。

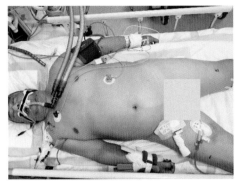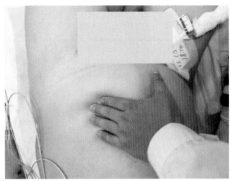

图 1　入院大体外观照,可见全腹膨隆,腹肌紧张

辅助检查:

血常规患者于20××年11月29日行各项实验辅助检查,结果如下:白细胞 9.10×10⁹/L,中性粒细胞计数 7.61×10⁹/L,中性粒细胞比率 83.7%,红细胞 2.37×10¹²/L,血红蛋白 74 g/L,红细胞压积 20.80,血小板计数 185×10⁹/L。

肝肾功及血生化:谷丙转氨酶 231 IU/L,谷草转氨酶 464 IU/L,尿素氮 12.7 mmol/L,肌酐 167 μmol/L,白蛋白 24 g/L,血钾 4.5 mmol/L,血钠 141 mmol/L,血钙 1.97 mmol/L。

凝血系列:PT 21.80 s,INR 1.95,APTT 大于 180 s,TT 大于 240 s,Fib 8.17 g/L,D-二聚体 13.95 μg/mL。

降钙素原测定:96.68 ng/mL。

动脉血气分析:pH 7.41,PCO₂ 34 mmHg,PO₂ 83 mmHg,Lac 6.9 mmol/L,BE −2.7 mmol/L。

入院诊断:①多发伤,多发骨折,左侧股骨颈及股骨粗隆间粉碎性骨折,左髂骨及左侧髋臼骨折,右侧尺桡骨远端骨折脱位复位术后,胸部外伤,肋骨骨折,创伤性胸腔积液,创伤性湿肺;②腹部闭合性损伤,腹腔间隔室综合征,实质脏器损伤未定,肠破裂未定;③多处软组织挫裂伤;④创伤性凝血功能障碍;⑤感染性休克;⑥多器官功能损伤,肾功能损伤,肝功能损伤,急性肺损伤。

术前影像学检查如图2~图4所示:

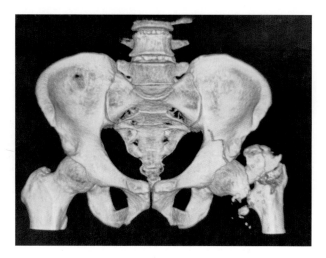

图 2　骨盆三维重建提升左侧股骨颈合并股骨粗隆间骨折

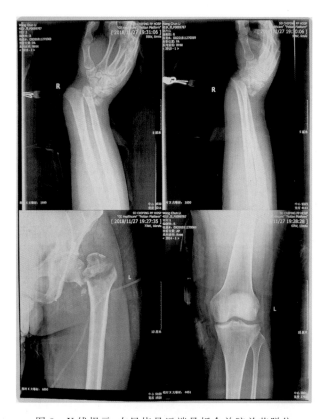

图 3　X线提示:右尺桡骨远端骨折合并腕关节脱位

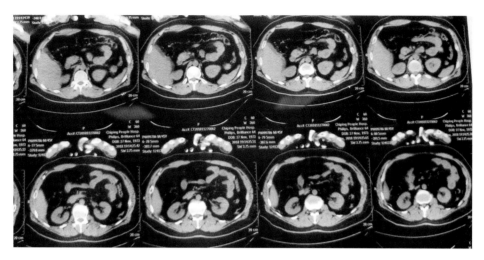

图 4　腹盆 CT 检查提示腹腔积气

❷ 病情演变及诊治经过

急症手术:患者入院后立即给予生命体征监测,继续呼吸机辅助呼吸,给予镇痛、镇静、补液及预防应激性溃疡,使用广谱抗生素治疗感染。联系普外组医师会诊,认为结合患者受伤机制、病情演变、体征及辅助检查,高度怀疑腹部脏器损伤可能性,具备剖腹探查指征。

但患者病情危重,血流动力学不稳定,随时可能出现心肺功能衰竭、心跳骤停。与患者家属反复、有效沟通病情,告知其手术必要性、风险及可能的并发症,患者家属表示充分认识患者目前的病情,理解并接受相关风险。随后,通知手术室、麻醉科、输血科等科室,积极术前准备。

患者术中见腹腔内积存大量稀便(见图 5),污染极其严重,吸引器吸出稀便共 2500 mL;仔细探查,见小肠距回盲部约 2 m 处有一直径约 1.5 cm 的穿孔见图 6,肠内容物自此溢出;然后行腹腔冲洗并造瘘术可见挫伤的小肠系膜(见图7)。考虑腹腔压力高,行刀口负压吸引术。

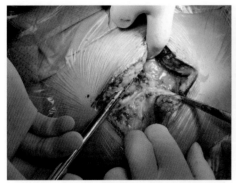
图 5 术中见腹腔内大量稀薄粪便

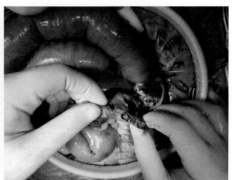
图 6 可见直径约 1.5 cm 小肠破裂口

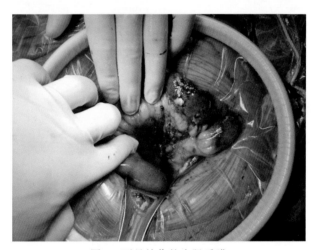
图 7 可见挫伤的小肠系膜

急症术后病情演变及诊治经过:患者术后带气管插管转回急诊外科重症监护室,继续呼吸机辅助呼吸,给予液体容量复苏、广谱抗生素纠正感染性休克,监测体温、刀口引流液性质、痰培养,以及白细胞、中性粒细胞、降钙素原等炎症指标变化情况,以评估感染控制情况;使用输注红细胞、血浆以改善贫血、纠正凝血异常。患者血压、心率、呼吸及凝血功能逐步纠正,至术后第 4 日复查凝血系列结果均正常。考虑患者病情稳定,遂给予腹部及下肢创口二期清创缝合术。患者腹部及下肢刀口愈合均良好。患者术后第 4 日(见图 8),感染性休克已纠正,凝血恢复正常,已顺利脱离呼吸机(见图 8)。患者精神及意识恢复良好。患者腹部刀口及下肢创口外观,愈合良好(见图 9)。

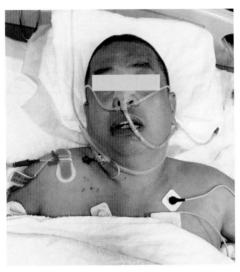

图 8　患者术后第 4 日

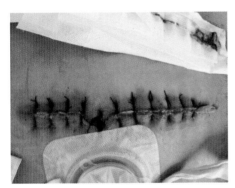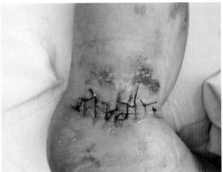

图 9　患者腹部刀口及下肢创口愈合良好

❸ 骨折手术时机及方式的选择

手术时机的选择：活动性感染灶为骨折内固定及关节置换的手术禁忌证。患者急症术后存在持续发热（见图 10），监测炎症指标偏高，连续三次血培养结果提示纹带棒杆菌感染（见图 11），并对万古霉素等抗生素敏感。科室讨论选择使用万古霉素抗感染治疗，并监测患者血药浓度。

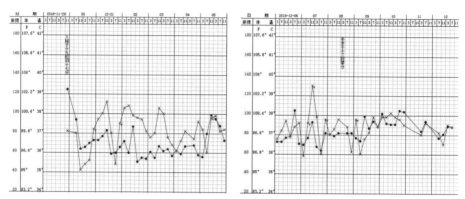

图 10　患者生命体征稳定后体温变化情况

培养结果：纹带棒杆菌										
抗菌药物	方法	检测结果	结果解释	折点范围		抗菌药物	方法	检测结果	结果解释	折点范围
				敏感	耐药					敏感　耐药
青霉素G	Etest	>32	R	≤1	≥4	头孢曲松	Etest	>32	R	≤1　≥4
美洛培南	Etest	>32	R	≤4	≥16	复方新诺明	Etest0.019/0.361		S	≤2　≥4
利奈唑胺	Etest	0.38	S	≤2	-	万古霉素	Etest	0.5	S	≤2　-
结果备注：										

图 11　患者连续三次血培养结果均提示纹带棒杆菌感染

使用敏感抗生素 2 周后患者无发热,连续复查三次血培养呈阴性,炎症指标处于正常范围内。考虑患者血行感染得到有效控制,具备骨折手术条件。

骨折治疗时机及方案选择:桡骨远端骨折并腕关节脱位,考虑手法复位后采用外固定架治疗。髋臼骨折,考虑使用微创行经皮置钉内固定术。股骨近端骨折类型复杂,可考虑切开复位钢板内固定术或者人工关节置换术。两种治疗方式各有利弊。若选择内固定术,患者股骨颈、股骨粗隆间骨折,局部血供损伤严重,出现骨折不愈合、股骨头缺血性坏死可能性极高,并且需要卧床制动,存在卧床相关并发症可能性大。但内固定有利于保留骨量,出现相关并发症后可进行补救性治疗措施。若选择人工关节置换手术,有利于早期下地活动,及早进行功能锻炼,有助于早期全身情况的恢复。但患者菌血症初步得以控制,发生假体周围感染风险极高,一旦发生感染将成为灾难性后果;并且患者年轻,人工关节存在一定的寿命,面临二次或多次翻修的可能性。与患者家属反复沟通,讲明利弊后家属决定行切开复位内固定术。术后拍摄 X 线片,提示骨折复位良好(见图 12)。

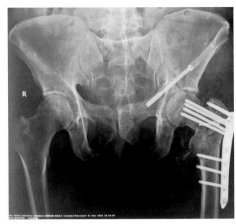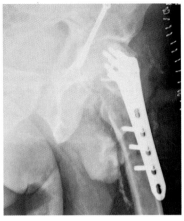

图 12 患者股骨近端骨折术后 X 线提示骨折复位良好

二、分析讨论

对于复杂的腹部隐匿性损伤,即使是经验丰富的外科医生,在评估和处理时都会遇到很大的挑战,漏诊的腹部损伤常导致本可避免的并发症和死亡。了解损伤的类型有助于迅速地进行诊断和治疗。本例患者为机动车碰撞(motor vehicle collision,MVC)导致的钝性损伤。腹部钝性损伤人体组织受到压缩及剪切力的损伤,常见的损伤脏器包括肝、脾、肾以及肠系膜。而安全带不仅可以挽救患者的生命,还可以改变患者受伤类型,例如肠穿孔或肠系膜损伤的患者,约25%伴有安全带勒痕[1]。本例患者考虑存在上述多种受伤因素下导致肠破裂。

不同于肝、脾等实质脏器损伤,空腔脏器损伤诊断起来非常困难,在影像学高度发达的今天,腹部仍然是最后诊断的暗箱。延迟对空腔脏器穿孔的处理将会增加死亡率、脓毒症的发生率,有研究指出延迟治疗肠穿孔 8 小时将会增加 4 倍的病死率[2-3]。因此,应高度关注预示存在空腔脏器损伤的临床表现,如白细胞计数升高、发热、心动过速、腹部疼痛加剧或者腹膜炎,相关的体格检查表现包括胸部或腹部的安全带或轮胎压痕,腹壁挫伤,躯干脱套伤。初始的实验室检查包括血红蛋白、血细胞比容、血清淀粉酶和白细胞计数,在胃和肠道损伤的初始诊断中价值有限,但是在入院后的 24 小时内出现发热、白细胞增高、血清淀粉酶增高和代谢性酸中毒症状,可能是遗漏空腔脏器损伤的第一征兆。回顾本例患者在当地医院住院后 24 小时即存在感染性休克的表现,提示了腹部隐匿性损伤的可能性。

提示小肠损伤的 CT 检查结果包括游离液体,游离气体和肠壁增厚。有研究表明,钝性损伤 CT 结果提示,有游离气体但无实质脏器损伤患者 84% 存在直肠损伤或肠系膜损伤,但其中只有 30% 完全穿孔。而 CT 检查阴性并不能排除肠穿孔损伤的可能[4]。因此,如果腹部存在游离气体或液体而又不伴有实质脏器的损伤,直到手术探查明确之前都不能排除肠/肠系膜损伤的可能性。本例患者至我院急诊室就诊后,医生正确认识到可能存在的腹腔空腔脏器损伤并及时行剖腹探查术,打破了患者存在的导致多器官功能衰竭恶性循环病理进展过程,从而挽救了患者生命。

三、病例启示

肠破裂的漏诊或者延迟诊断是导致多发伤患者严重并发症和死亡的重要原因之一。早期由于没有特异性体征及辅助检查手段,诊断存在一定困难。由于肠内容物不断地泄露于腹腔内,毒素及炎症介质造成机体免疫系统损害,短时间内就可能出现感染性休克。一旦怀疑存在肠破裂可能性,在密切观察病情变化的同时应做好剖腹探查手术的准备。由于及时处理了该患者的肠破裂,有效控制了腹腔感染,逆转了休克病理生理进展,从而挽救了患者生命,为后期功能重建创造了条件。

参考文献

[1]IASELLI F, MAZZEI M A, FIRETTO C, et al. Bowel and mesenteric injuries from blunt abdominal trauma: a review[J]. Radiol Med, 2015, 120(1): 21-32.

[2]VAILAS M G, MORIS D, ORFANOS S, et al. Seatbelt sign in a case of blunt abdominal trauma: what lies beneath it? [J]. BMC Surg, 2015, 15: 121.

[3]JONES E L, STOVALL R T, JONES T S, et al. Intra-abdominal injury following blunt trauma becomes clinically apparent within 9 hours[J]. J Trauma Acute Care Surg, 2014, 76(4): 1020-1023.

[4]WANG S Y, LIAO C H, FU C Y, et al. An outcome prediction model for exsanguinating patients with blunt abdominal trauma after damage control laparotomy: a retrospective study[J]. BMC Surg, 2014, 14: 24.

(张庆猛)

颅内静脉窦血栓合并出血昏迷产妇

一、病例分享

❶ 初步病史及诊断

患者女性,24 岁,因"颈枕痛 13 天,肢体抽搐、意识障碍 4 天,去骨瓣减压术后 3 天"于 20××年 5 月 20 日入院。患者 2 周前(剖宫产术后 1 天)出现颈枕部疼痛并渐加重,4 天前突发左侧肢体抽搐,口吐白沫,随后出现左侧肢体活动障碍,意识不清,当地医院颅脑 CT 显示右侧额顶叶出血,考虑颅内静脉窦血栓形成(cerebral venous sinus thrombosis,CVST),并行双侧去骨瓣减压术,术后持续昏迷状态,为求进一步治疗转至我院。

入院查体:青年女性,深度昏迷状态,气管插管,刺痛不睁眼,刺痛肢体伸直,GCS 评分 E1 VT M2,呼吸机辅助通气,双侧瞳孔 3 mm,对光反应迟钝,双侧额颞顶颅骨缺损骨窗张力高,向外膨出,四肢肌力检查不合作。颅脑 CT 显示:双侧额颞顶颅骨缺损,双侧额顶叶脑内血肿,严重脑肿胀,脑组织向外膨出。

入院诊断:CVST,双额顶脑内血肿,双侧额颞顶去骨瓣减压术,癫痫,肺部感染,剖宫产术后。

图 1 为患者入我院之前在当地医院所做的颅脑 CT 影像以及来我院当日所做的颅脑 CT 影像。

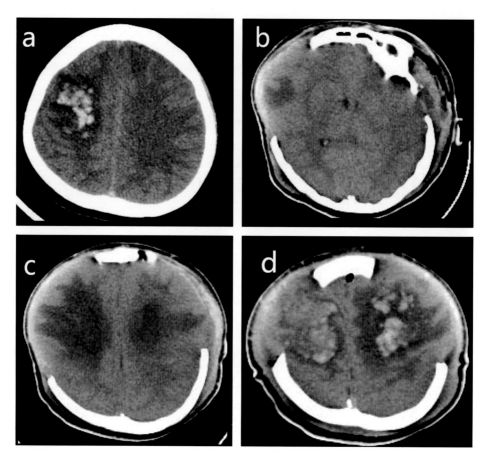

图 1 患者颅脑 CT 影像

a：入我院 7 天前，颅脑 CT（外院）显示弥漫性脑肿胀，右额顶脑内血肿；b、c、d：入我院当日颅脑 CT，显示双侧去骨瓣减压术后，双侧额顶叶脑内血肿，严重脑肿胀，脑组织向外膨出。

❷ 主要治疗抢救经过

患者入院后给予镇痛镇静，呼吸机辅助通气，那曲肝素钙皮下注射等治疗，次日在全麻下行静脉窦机械取栓置管溶栓术，术中采用支架取栓并球囊扩张，上矢状窦放置微导管，微量造影显示上矢状窦部分通畅，术中经微导管团注尿激酶（见图 2）。

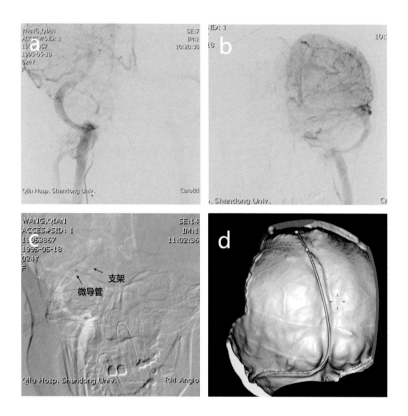

图 2 术中所见及术后 CT 重建影像

a、b:双侧颈内动脉造影显示上矢状窦及双侧横窦不显影;c:solitiare 支架机械取栓;d:微导管经右侧横窦置入上矢状窦接触溶栓,术后 CT 重建显示微导管位置。

术后给予持续微导管内注射尿激酶接触溶栓,微导管每 2～3 天回撤 2～3 cm,生理盐水冲洗,避免堵管,同时监测脑血流及脑氧,根据监测情况确定血压的目标范围,在保证脑组织供氧的同时减轻脑组织肿胀。20××年 5 月 23 日复查颅脑 CTV 显示上矢状窦及横窦通畅(见图 3)。20××年 5 月 25 日拔除微导管。

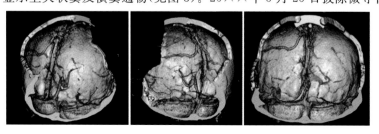

图 3 复查颅脑 CTV 影像

20××年5月26日行气管切开术,术后气切局部渗血,20××年5月27日患者出现严重呼吸窘迫,R 30～40次/分,PaO_2/FiO_2等于150(PEEP＝6 cmH$_2$O),给予瑞芬太尼＋咪达唑仑无法控制,气管套管内可吸出淡血性痰液,肺部CT显示双肺大片渗出性改变(见图4a),考虑血性渗液误吸的可能,应用深度镇痛镇静＋肌松＋呼吸机保护性辅助通气,持续2天后停用肌松,减轻镇痛镇静后呼吸窘迫消失,PaO_2/FiO_2大于300,4天后(20××年5月31日)胸部CT显示前述情况明显改善(见图4b),颅脑CT显示颅内压力较前明显缓解,脑组织仍向外膨出(见图4c、图4d)。

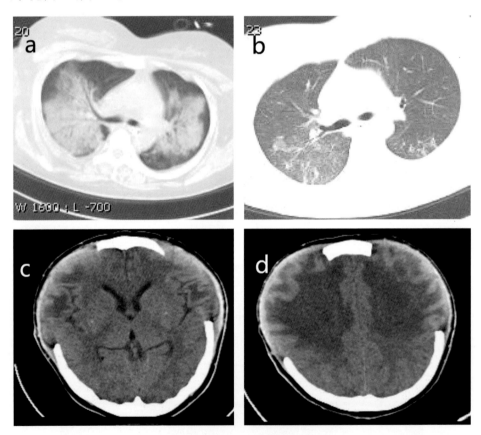

图4 患者胸部及颅脑CT影像

a:20××年5月27日胸部CT显示双肺渗出性改变;b:经深度镇痛镇静＋肌松＋呼吸机保护性辅助通气,20××年5月31日胸部CT显示前述情况明显改善;c、d:20××年5月31日颅脑CT显示颅内压力较前明显缓解,脑组织仍向外膨出。

　　20××年 6 月 8 日(住院 18 天后),患者脑组织肿胀逐渐好转,脱离呼吸机,病情趋于平稳,自动睁眼,简单遵嘱动作,气管切开状态,四肢肌力 4 级,转当地医院继续康复治疗。继续低分子肝素皮下注射,1 周后过渡至口服抗凝药物,继续应用 3 个月。出院 1 个月后顺利拔除气切套管。

　　20××年 11 月 21 日,患者为行双侧颅骨缺损修补术再次入院,可言语交流,欠流利,下床行走,四肢肌力 IV 级,可遵嘱动作,GCS 评分 15 分。20××年 11 月 29 日在全麻下行双侧颅骨缺损聚醚醚酮(PEEK)颅骨修补术(见图 5),手术顺利,20××年 12 月 9 日出院继续行康复治疗。

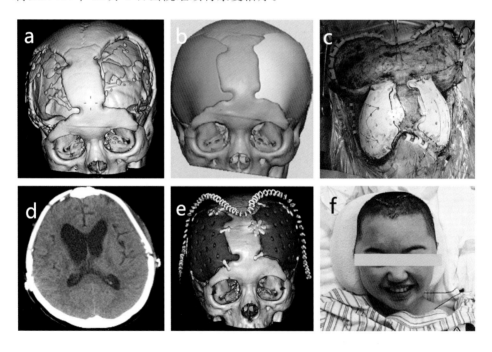

图 5 手术相关图片

　　a:颅骨缺损 CT 3D 成像;b:PEEK 聚醚醚酮颅骨修补方案设计;c:颅骨修补术中照片;d、e:颅骨修补术后 CT 平扫和 3D 成像;f:颅骨修补术后。

　　20××年 5 月 10 日,患者发病 1 周年随访,仍在康复医院行康复治疗,言语交流及思维较前明显好转,四肢肌力 4＋级,生活可基本自理。图 6 所示为患者目前的状况。

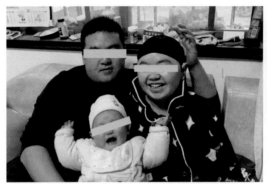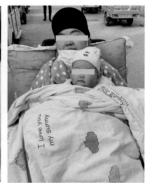

图 6　患者一家三口和患者带女儿行康复治疗的照片

二、分析讨论

　　CVST 是指由于多种病因引起的以脑静脉回流受阻,常伴有脑脊液吸收障碍导致颅内高压为特征的特殊类型脑血管病,在脑血管病中占 0.5%～1%。产后 CVST 伴双侧出血病情凶险、死亡率高。该患者在当地医院及时诊断 CVST,双侧脑出血、颅内压增高情况下采取积极的双侧去骨瓣减压手术,转至我院后行取栓和接触溶栓治疗,依靠神经重症理念,特别是监测脑血流、脑氧等指标,对患者的血压进行精准把控,结合颅内高压控制策略,在急性呼吸窘迫综合征(ARDS)后果断应用肌松治疗,结合肺部感染非抗生素预防策略,使得患者的颅脑和肺部等得以平稳,给后续的康复创造了条件。该病例体现了急诊神经外科重症监护室(NICU)的神经重症和全身重症的救治水平,使患者有了良好的预后,也使得患者刚出生的女儿有机会重见母亲,挽救了一个几近破碎的家庭。

三、病例启示

　　颅内静脉窦血栓形成容易导致脑出血和颅内压增高,这时需要及时给予去骨瓣减压术,并及时解决血栓问题,可以采用取栓和溶栓术。

　　神经重症患者需要运用整体观念,综合救治。

参考文献

［1］中华医学会神经病学分会.中国颅内静脉系统血栓形成诊断和治疗指南2015［J］.中华神经科杂志,2015,48(10):819-829.

［2］BOUSSER M G,FERRO J M. Cerebral venous thrombosis:an update［J］. Lancet Neurol,2007,6(2):162-170.

［3］BOUSSER M G,CRASSARD I. Cerebral venous thrombosis,pregnancy and oral contraceptives［J］. Thromb Res,2012,130(1):19-22.

［4］中华医学会神经病学分会脑血管学组卒中诊治指南编写组.中国颅内静脉系统血栓形成诊断和治疗指南［J］.中华神经科杂志,2012,45(11):818-823.

（张泽立）

开放性颅脑外伤伴脑组织外露

一、病例分享

❶ 初步病史

　　患者男性,32岁,因"头面部等处外伤后意识不清伴裂伤口流血11小时余"入院。查体示:意识模糊,呼唤睁眼,言语准确欠流利,刺痛定位。头面部、眼鼻及口唇见多发皮肤挫裂伤,渗血不止,部分裂伤口深部骨质已暴露,部分骨质已断裂。双侧鼻翼撕裂,左侧鼻脊处三角形缺如,见及软骨暴露,鼻尖处皮瓣掀起,鼻尖底部少许组织与鼻部相连,双鼻孔及口腔见血性不凝液流出。双眼睑肿胀,球结膜下充血,右眼重,双侧瞳孔等大等圆,直径约2 mm,对光反应存在。双外耳道未见渗液、渗血(见图1)。双手轻按局部压痛,四肢肌力及肌张力正常,双侧病理征未引出。颅底的三维CT示颅底骨折严重(见图2)。

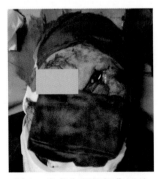

图1　患者头面部损伤图片

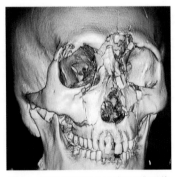

图2　患者颅脑及头面部三维图像

❷ 病情演变

经过初步查体完善术前检查,考虑制定手术方案:联合口腔科、耳鼻喉科、眼科协同处理头面部开放伤;患者颌面骨骨折严重,经口气管插管可能存在张口困难、骨折错位、刺破口腔黏膜等风险,必要时可行气管切开术后再行全麻手术;患者伤口暴露时间长,伤口污秽,颅内感染、伤口局部感染风险高,但考虑患者系开放伤,颅腔已与外界沟通,脑脊液漏明显,二期缝合可能导致切口愈合不良,增加颅内感染风险,最终决定一期清创缝合后给予广谱抗生素防控感染;患者颅底骨折严重,脑脊液鼻漏明显,开颅后行颅底骨折整复并行脑脊液漏修补对患者获益最大。

在制定详尽的手术方案后,于急诊室与患者家属交流沟通,令人意外的是患者家属拒绝开颅手术治疗,仅要求行面部清创缝合。在充分、反复向患者家属告知脑脊液漏持续存在、颅内感染等严重并发症后,患者家属在协商后仍要求仅行清创缝合。考虑患者开放性伤口暴露时间长、脑脊液漏严重,最终与患者家属签订相关知情同意书,一期行头面部清创缝合,根据术中情况调整手术方案。

在手术室准备妥当、协作科室到位后,手术开始。麻醉医师在评估患者张口能力等一般情况后,决定尝试行经口气管插管,麻醉诱导后,麻醉医师在可视喉镜下送入气管插管,此时患者右侧眉弓开放性伤口处可见灰白色组织溢出,考虑插管刺激血压升高及二氧化碳潴留导致颅压升高致脑组织外溢(见图3)。与麻醉科商议后决定适当加大镇痛镇静药物,再次尝试经口气管插管,但此次插管过程患者脑组织仍外溢。在与耳鼻喉科及麻醉科商议后,考虑经口气管插管难度大,建议行气管切开术后实施全麻手术。与此同时,我科室考虑右侧眉弓处脑组织已外露,单纯清创缝合效果不佳。向患者家属告知术中情况,反复向患者家属告知单纯清创缝合后脑组织再次外溢、脑脊液漏、颅内感染等严重并发症。患者家属在充分考虑后要求行颅底骨折整复并行脑脊液漏修补术。

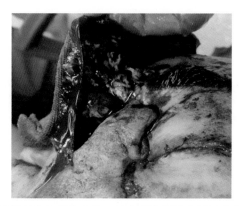

图 3　手术中插管刺激血压升高及二氧化碳潴留导致颅压升高致脑组织外溢

在麻醉医师配合下,耳鼻喉科于局麻加强化下行气管切开术,术中患者配合良好,血压稳定,脑组织未再外溢。全麻成功后,由眼科、口腔科首先完成颌面部的清创缝合。

随后行颅底骨折整复并脑脊液漏修补术。手术切口为双侧额颞部冠状切口,常规开颅,铣刀铣下骨瓣,探查颅底,清除脑挫裂伤及血肿约 20 mL,探查可见颅底硬膜撕裂、额窦开放,额骨及眶上壁粉碎骨折,清除骨折碎片,大量生理盐水冲洗后,严密缝合颅底硬膜,取带蒂筋膜及颞部肌肉封堵额底及额窦,彻底止血,仔细见无明显出血,置一根颅内压监护探头于颅内,皮下隧道引出,彻底止血,取肌肉筋膜严密缝合硬膜,查无明显出血,置硬膜外引流管一根,整复、复位并固定骨瓣,依次缝合头皮各层(见图 4),术后患者于手术室复查 CT 后安返病房。

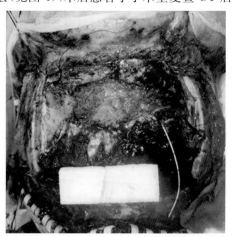

图 4　依次缝合各层皮肤

　　患者回到急诊神经外科重症监护病房后,给予集束化治疗,主要包括:给予呼吸机辅助呼吸,深镇痛镇静,减少刺激呛咳,保持大便通畅,避免腹压增高继发颅压增高,促进颅底结构愈合;维持患者相对较高晶体渗透压(血钠水平维持在140~150 mmol/L),根据颅内压检测调整甘露醇用量(ICP 小于 15 mmHg,暂不应用甘露醇;ICP 15~20 mmHg,甘露醇 125 mL 静滴;ICP 大于 20 mmHg,甘露醇 250 mL 静滴);维持相对较高白蛋白水平(大于 35 g/L);患者系开放伤,术前脑组外露时间长,广谱、足量、长时程抗生素(美罗培南 2.0 g 每 8 小时一次,万古霉素 1.0 g 每 8 小时一次)防控颅内感染;考虑颅底骨折,脑脊液漏,给予患者经口留置胃管,给予肠内营养支持。

　　术后前几日患者鼻腔少量渗液,每日 10~15 mL,考虑鼻腔黏膜渗出所致,术后 1 周左右鼻腔未再渗液,考虑患者颅底硬脑膜整复良好,未给予腰大池引流。间断行腰椎穿刺术,留取脑脊液化验,监测脑脊液中白细胞数目。术后第 5 日复查颅脑 CT,提示患者脑组织肿胀较前明显缓解(见图 5)。复查胸部 CT 示患者双肺少量坠积性改变。患者病情稳定,逐渐给予减少镇痛镇静药物应用,患者意识恢复良好。询问患者,未见明显脑脊液鼻漏表现。入院第 15 天,在口腔科帮助下行上颌骨多发骨折切开复位内固定术,手术顺利,术后未见明显并发症(见图 6)。患者自主呼吸可,呼吸机参数不高,给予脱机,脱机后复查血气分析未见明显异常。患者胸部 CT 示双肺炎症吸收,呛咳能力改善、痰液减少后,给予拔除气管切开套管,封堵气管切开伤口。封堵后患者经口排痰顺畅,体温及血常规正常。

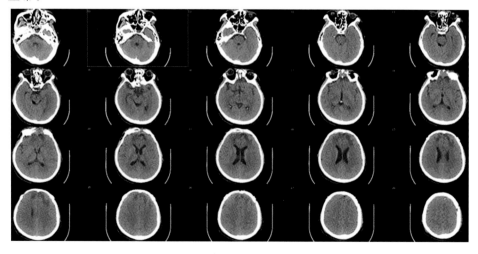

图 5　术后复查颅脑 CT 影像

127

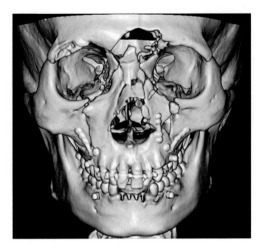

图 6　术后头面部三维重建

最终患者于住院 33 天后顺利出院,出院时患者神志清,头面部伤口愈合良好,体温及血常规正常,未见明显脑脊液漏征象(见图 7)。考虑患者有迟发感染风险,建议患者出院后继续口服抗生素(利奈唑胺 0.6 g 每 12 小时一次),至少3 周;考虑患者脑脊液漏复发风险,建议患者出院后绝对卧床至少 1 个月。

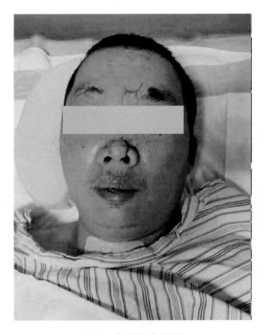

图 7　术后患者图片

二、病例分析讨论

手术前患者家属不甚配合治疗,影响了手术的实施,患者家属治疗意愿固然重要,患者病情的特殊性及危重性亦是手术治疗方案的重要考量。

术后深镇静镇痛有助于颅底结构的愈合。

对术前暴露时间长,伤口污秽的开放性颅脑外伤的患者,术后广谱、足量、长时程抗生素应用在预防颅内感染中起了关键作用。

多学科包括口腔科、耳鼻喉科、眼科、麻醉科以及急诊神经外科重症监护病房的通力合作在成功救治这例开放性颅脑外伤中发挥了重要作用。

参考文献

[1] 王举磊,秦怀洲,张治国等.前颅窝底粉碎性骨折一期颅底重建的临床体会[J].中国临床神经外科杂志,2012(7):387-385.

[2] SIVANANDAPANICKER J,NAGAR M,KUTTY R,et al. Analysis and clinical importance of skull base fractures in adult patients with traumatic brain injury[J]. Neurosci Rural Pract,2018 (3):370-375.

[3] KOURBETI I S, PAPADAKIS J A, NEOPHYTOU C,et al. Infections in patients with traumatic brain injury who undergo neurosurgery[J]. Br J Neurosurg,2011 (1):9-15.

[4] JIANG J Y,GAO G Y,FENG J F,et al. Traumatic brain injury in china[J]. Lancet Neurol,2019 (3):286-295.

（于海）

颅内脓肿伴颅骨皮瓣缺损 VAC 负压吸引治疗

一、病例分享

❶ 初步病史

患者男性,22 岁,因"刀砍伤术后 9 天,发热 1 天"入院。患者 9 天前因头部刀砍伤于当地医院急症行"开放性颅脑损伤清除＋颅内减压＋去骨瓣减压＋清创缝合术",术后输血抗感染及营养对症支持治疗(具体不详),并行气管切开。因发现头部皮瓣坏死伴发热 1 天转入我院。

既往史:既往体健,否认高血压、糖尿病史,否认乙肝等传染病史,否认其他重大外伤手术史,9 天前术中及术后有输血史,否认药物及食物过敏史。

个人史:否认外地及疫区久居史;偶饮酒,不吸烟,无其他不良嗜好。

家族史:否认家族性遗传病史及传染病史。

体格检查:青年男性,意识欠清,生命体征平稳,体温 38.7 ℃,气管切开,双瞳等大等圆,对光反射存在,镇静镇痛状态(间断唤醒可遵嘱动作),刀口皮瓣坏死,局部可见脑组织溢出及脓性分泌物(见图 1),左侧肢体肌力 1～2 级。

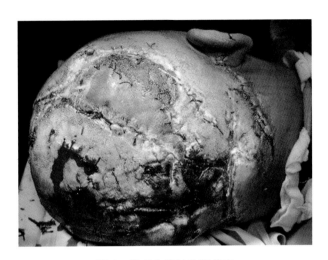

图 1　患者入院时头部外观

❷ 检查评估

颅脑 CT：右颞及枕部颅骨大面积缺损并伴多处骨折线及碎骨片，脑内可见散在高密度灶，血肿可能性大，颞顶近皮瓣处低密度灶，不排除脓肿可能（见图 2）。

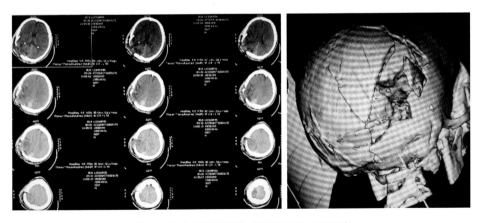

图 2　患者入院后颅脑 CT 平扫及三维重建

❸ 病情演变、治疗详情和预后

患者入院后给予美罗培南 2.0 g 每 8 小时一次 ＋万古霉素 1.0 g 每 8 小时一次经验性抗感染治疗，同时留取脓性分泌物细菌培养＋药敏试验。在全麻下行"头部清创探查＋坏死皮瓣切除＋破碎颅骨取出＋颅内脓肿清除＋阔筋膜取出＋硬脑膜修补＋VAC 负压吸引"，术中见多处皮瓣坏死，皮下脓性分泌物，额颞骨瓣及硬脑膜缺失，部分脑组织化脓坏死，并可见毛发、骨渣及手术填充物，枕部多处骨折裂口，清除坏死皮瓣及坏死组织和异物，吸除坏死脑组织及脓性分泌物，取出游离骨折片，彻底止血，大量生理盐水冲洗，取部分阔筋膜修补，水密缝合硬脑膜，放置 VAC 负压吸引（见图 3）。

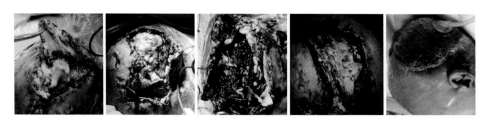

图 3　术中所见及处理

VAC 负压调为 50 mmHg（能吸瘪海绵的最低吸力），严格控制吸引的引流量（间断吸引，每小时不超过 15 mL），严密观察患者意识及瞳孔变化，继续全覆盖应用抗生素。患者术后意识转清，仍有间断发热，术后第 2 天复查 CT 术区无明显渗血，脑组织无明显肿胀（见图 4）。术后第 3 天脓液培养结果为耐碳青霉烯的鲍曼不动杆菌（CRAB），仅替加环素敏感，抗生素更改为：替加环素＋美罗培南＋头孢哌酮舒巴坦。术后 10 天复查 CT：脑组织无明显肿胀，右脑室枕脚稍大（见图 5）。VAC 换药发现皮瓣仍欠新鲜，给予二次清创。

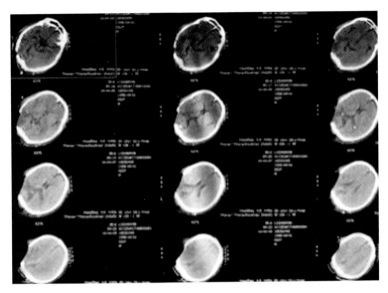

图 4 患者术后第 2 天复查颅脑 CT 结果

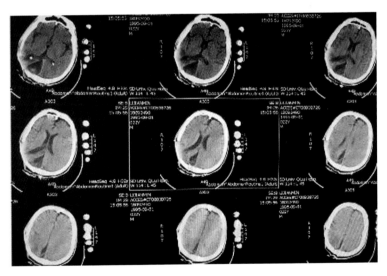

图 5 患者术后第 10 天复查颅脑 CT 结果

患者术后 11 天,在全麻下行"头皮及颅内清创＋阔筋膜取出＋硬脑膜修补＋头皮缺损修复＋局部皮瓣转移＋VAC 负压吸引术",术中见皮瓣创面较前新鲜,仍有少量坏死物,阔筋膜已坏死,剪开阔筋膜探查脑组织表面无明显脓性分泌物,给予大量生理盐水冲洗,取另一侧阔筋膜水密缝合硬脑膜,清除头皮坏死组织,转移头皮皮瓣覆盖创面,VAC 负压吸引,VAC 负压调为 50 mmHg,严格控制吸引的引流量(间断吸引,每小时不超过 15 mL)。术中所见如图 6 所示。

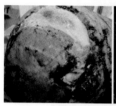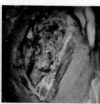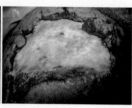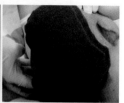

图 6 患者第二次手术术中所见及术后图片

第二次术后第 5 天头部引流量明显减少,换药创面新鲜,转移皮瓣成活,给予拆除 VAC 负压吸引,每日换药,烤灯照射,促进愈合。术后 12 天,体温控制,腰穿脑脊液清亮,细菌培养阴性。

二、分析讨论

患者开放性颅脑外伤,创面大,出血多,外院给予急症清创止血并封闭颅腔。因创伤严重,创面污染,术后出现颅内感染及皮瓣坏死,再次清创时发现皮下及脑内脓肿,颅骨及硬脑膜缺失,清创后取自体阔筋膜修补硬脑膜。患者皮瓣已坏死,且感染严重,无法一期行皮瓣转移,治疗配合度差,创面渗出多,常规换药工作量极大,颅内二次感染风险大。VAC 负压吸引封闭创面目前尚无颅脑创伤方面的指南推荐,属于探索性应用,为避免负压对脑组织的影响,需水密缝合硬脑膜,并严格控制压力和引流量并密切观察患者病情及意识变化。

患者颅内感染为耐碳青霉烯的(CRAB)仅替加环素敏感,但替加环素血-脑屏障通透性差,一般不选择静脉应用治疗颅内感染。考虑本例患者创面大,血-脑屏障破坏严重,且头皮等软组织也存在严重感染,所以选择应用。在中枢神经系统的 CRAB 感染治疗中舒巴坦制剂和碳青霉烯类药物的联合应用也有指南推荐,所以联合应用。

三、病例启示

开放性颅脑外伤因外伤方式及部位不同,治疗方式也不尽相同。治疗原则是在清创止血的基础上,尽可能恢复颅腔的密闭性,在创面存在污染的情况下,尽可能使用自体材料修补,保持颅腔密闭。VAC 负压吸引在非颅脑创伤患者中已有广泛应用,并取得了良好效果,在颅脑创伤患者中的应用尚在探索阶段。

中枢神经系统泛耐药菌感染抗菌药物的选择在细菌培养及药敏试验的基础上,应考虑药物的药效和药代动力学及血脑屏障的通透性,必要时可选择多种药物联合应用及部分药物的鞘内注射。

参考文献

[1]陈佰义,何礼贤,胡必杰,等.中国鲍曼不动杆菌感染诊治与防控专家共识[J].中华医学杂志,2012,92(2):76-85.

[2]中华医学会神经外科学分会,中国神经外科重症管理协作组.中国神经外科重症患者感染诊治专家共识(2017)[J].中华医学杂志,2017,97(21):1607-1614.

[3]中国医师协会神经外科医师分会,中国神经创伤专家委员会.中国颅脑创伤外科手术指南[J].中华神经外科杂志,2015,25(2):100-101.

（王广辉）

案例
17

重度颅脑外伤后颅内感染

一、病例分享

❶ 初步病史

患者男性,52岁,因"颅脑外伤后意识不清7天,刀口分泌物流出1天入院"于20××年11月23日入院。患者7天前在矿井下乘坐矿车准备去作业地点途中,被矿道内伸出的铁架伤及左侧头部,当时有凹陷骨折,并且铁架上有很多稀有金属的粉末黏附,头部伤口内进入较多稀有金属粉末。患者当时昏迷,躁动不安,伴头面部大量流血及软组织和脑组织外露,无肢体抽搐,无大小便失禁,无明显呼吸困难。急送至当地医院,当地医院行开放性颅脑损伤清创缝合+坏死组织清除+游离骨瓣取出术,术后给予对症支持治疗。1天前见伤口有淡血性分泌物及坏死脑组织渗出,急症行坏死脑组织清除+骨片取出术,术中见组织间隙内有大量灰白色液体及坏死脑组织,筋膜间隙及表面可见大量脓性分泌物覆盖,考虑有颅内感染。术后患者右眼内眦处仍有血性液体及坏死脑组织流出,考虑患者颅底及眶壁骨折严重,仍有反复感染可能,患者家属为求进一步治疗来我院急诊科。

既往史:既往体健。

个人史:否认外地久居史,少量抽烟饮酒。

家族史:否认家族遗传性疾病及传染性疾病。

入院查体:中年男性,昏迷状态,刺痛不睁眼,气管插管呼吸机辅助呼吸,刺痛左侧上肢略屈曲,右侧肢体刺痛无反应,GCS 评分 5 分,查体不合作。头部辅料包扎,硬膜下引流管一根,右眼睑肿胀较明显,双侧瞳孔不等大,右侧瞳孔直径约 7 mm,对光反射消失,左侧瞳孔直径约 2.5 mm,对光反射迟钝,颈部稍硬,略有抵抗感,双肺呼吸音粗,肢体肌力查体不合作,肌张力尚可,双侧 Babinski 征未引出。

❷ 病情演变

　　患者入院后完善相关辅助检查,考虑到患者头部创口处感染严重,急症行颅脑清创术＋去骨瓣减压术＋颅内压探头置入术＋硬膜破损修补术＋颅底重建术,术后予以适当镇痛镇静、抗感染、脑保护、营养支持、监控颅压血压、加强呼吸道管理、维持水电解质酸碱等对症支持治疗,并行气管切开术,期间复查颅脑 CT(见图 1)示病情尚稳定。图 2 为术前 CT 三维重建成像及术中所见。

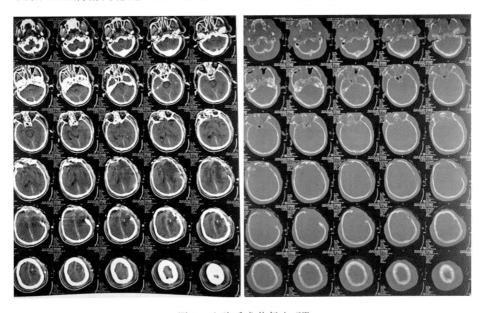

图 1　入院后术前复查 CT

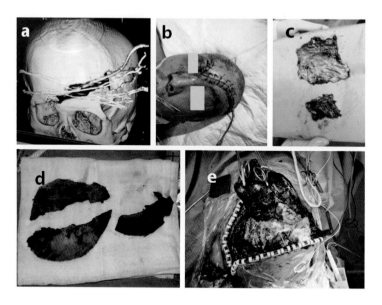

图 2 术前 CT 三维重建成像及术中所见

a：术前 CT 三维重建成像；b：术前患者头部情况；c：术中自右侧大腿所取用于修补的筋膜；d：取下的感染及坏死骨片；e：术中清创后阔筋膜重建后颅脑情况。

患者病情部分好转，期间复查 CT（见图 3）示颅内病情较稳定，未见明显新发血肿。

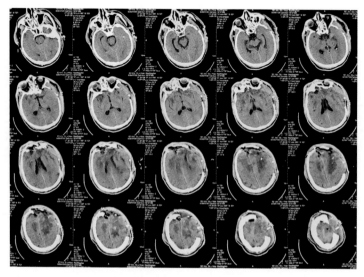

图 3 复查颅脑 CT（20××年 11 月 25 日）

11 月 27 日,脑脊液涂片结果示未见明显细菌,脑脊液培养结果示未见明显细菌生长。11 月 28 日,右眼眶上切口处愈合不良,少量清亮液体渗出,予以送检化验,12 月 2 日培养结果返回示解脲沙雷菌。患者右眼睑上方可见大小约 1 cm ×3 cm 痂下愈合,挤压可见脓性分泌物渗出,考虑刀口感染,于 12 月 4 日行颅内感染探查清创＋VAC 负压吸引术(见图 4)。12 月 4 日予以清创手术,清创过程中留取化验,12 月 7 日化验结果返回示解脲沙雷菌。

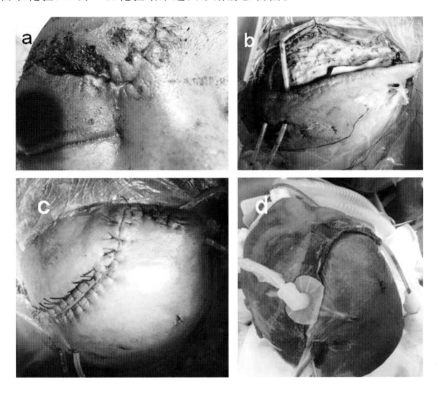

图 4　患者术中图片

a:术前右眼眶内上方皮肤裂开;b:术中清创后刀口内部情况;c:术中刀口缝合后放置引流管情况;d:刀口放置 VAC 负压吸引后情况。

术后继续积极对症支持治疗并根据化验送检结果继续积极抗感染治疗,拆除 VAC 后见刀口尚可,患者术区较正常凹陷,予以对症治疗。12 月 14 日送检引流管内液化验,培养结果显示未见细菌。12 月 15 日拔头部引流管,涂片示未见细菌。20××年 12 月 19 日,患者左额部部分皮肤开裂露出部分颅骨,遂于 12 月 20 日行左侧额部清创＋外露颅骨切除＋VAC 负压吸引术(见图 5)。12 月 20 日颅骨外露手术中送检结果回示培养无细菌。

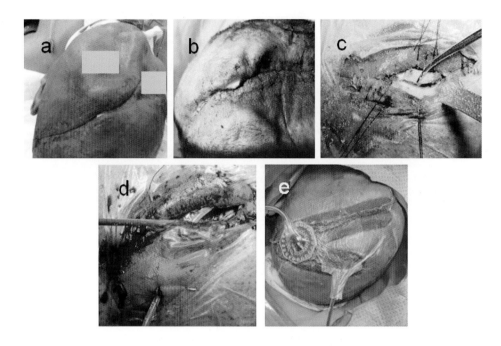

图 5　术前术中情况

a、b:术前患者左额部可见骨质露出;c:术中分离出突出骨片并用磨钻磨下;d:去除露出骨片并清创后刀口处情况;e:刀口放置引流管及 VAC 后情况。

术后继续对症治疗,未见明显感染表现,12 月 24 日见右额部眼眶内上方刀口处少量渗液流出,消毒后见皮肤愈合欠佳,部分骨质露出,遂急症行右侧额面部清创＋外露颅骨切除＋VAC 负压吸引(见图 6)。

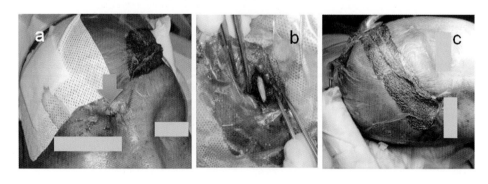

图 6　右侧额部手术情况

a:患者右侧额部眼眶内上方刀口处少量渗液流出;b:术中情况;c:术后缝合刀口后 VAC 负压吸引。

术后继续积极对症治疗。期间 12 月 1 日及 12 月 16 日行超声检查示双小腿肌间静脉血栓,予以下肢制动抬高及抗凝药物等对症治疗,20××年 1 月 1 日肢体动静脉未见明显异常。期间根据病情行腰椎穿刺术及腰大池引流术,并多次行支气管镜检查。患者目前病情较前好转,白细胞不高,未有明显高热,近期术腔再送检未见明显感染,头部刀口已拆线,刀口愈合尚好(见图 7),于 20××年 1 月 4 日出院至康复医院进一步康复治疗。

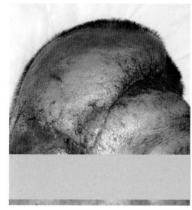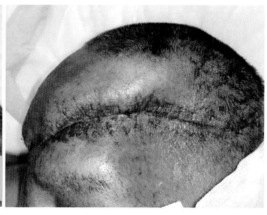

图 7　患者头部整体愈合好,未再有开裂、感染等迹象

出院时意识欠清,自行睁眼,气切处呼吸通畅,双侧瞳孔不等大,右侧瞳孔直径约 3.5 mm,对光反射消失,左侧瞳孔直径约 2.5 mm,对光反射迟钝,右眼睑闭合困难,肢体可间断简单遵嘱动作,右侧上肢肌力约 3＋级,下肢肌力约 3－级,左侧上肢肌力约 3 级,左下肢肌力 3～4 级。

康复期间随访情况:患者病情较前明显好转,神志逐步转清,已可自行睁眼,可发音,气管切开处已顺利拔管愈合,头部皮肤愈合可,未再有明显发热,瞳孔查体同前,可站立行走,右侧肢体活动较左侧稍差,右侧肌力约 4 级,已逐步进行日常生活(见图 8)。

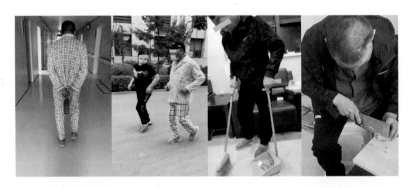

图 8　患者随访期间已可自行行走,神志转清,逐步重返家庭、融入社会

出院后 7 个月时患者返回我院行颅骨缺损修补术,入院时查体:神志清,精神好,步入病房,E4 V5 M6,GCS 评分 15 分,去骨瓣减压部位凹陷明显,双瞳等大等圆,直径约 3 mm,对光反射存在,左侧肢体肌力 5 级,右侧肢体肌力 4＋级,肌张力正常。入院后予以平卧位,颈围,输注低渗液体,促进脑组织复张等措施,并定制 PEEK 修补材料(见图 9)。全麻下行颅骨缺损 PEEK 材料修补术,术中将患者右侧眶部内上方凸起小骨片予以磨钻磨除,手术顺利(见图 10)。

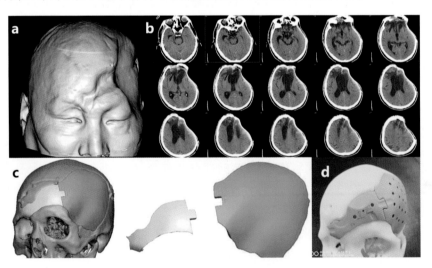

图 9 颅骨缺换修补术前准备情况

a:患者术前头部重建图像;b:术前 CT;c、d:术前 PEEK 材料修补计划。

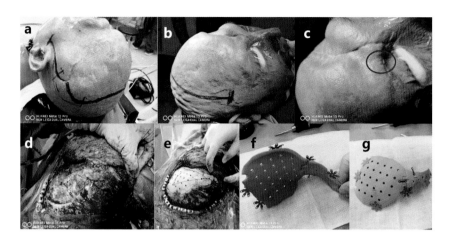

图 10　颅骨缺损修补术中所见

a、b：术前头部情况及手术刀口标线；c：红圈内为术前右侧眶部内上方凸起小骨片；d、e：术中剥至纤维膜时及放置好修补的 PEEK 材料后的情况；f、g：定做的 PEEK 材料，使用钉板系统连接固定后在放入头部骨窗前的情况。

术后第 2 天复查 CT 示颅脑修补情况良好（见图 11、图 12），继续平卧位、颈围、输注低渗液体等促进脑组织复张。

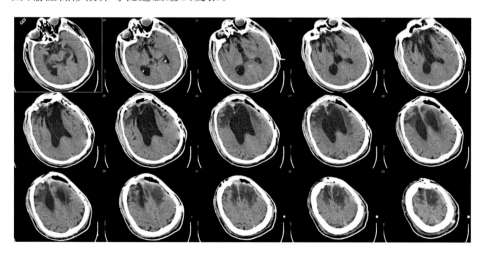

图 11　患者复查 CT 示颅骨修补情况良好

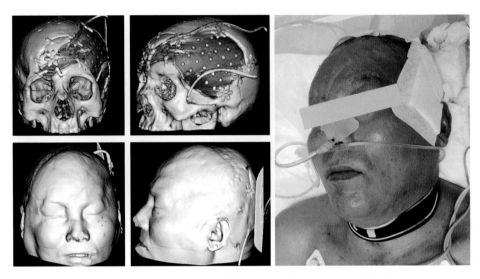

图 12　患者 CT 三维重建后的颅骨修补良好，患者一般状况好

患者目前一般状况良好，神志清，精神好，GCS 评分 15 分，骨窗修补处皮肤愈合好，双瞳等大等圆，直径约 3 mm，对光反射存在，左侧肢体肌力 5 级，右侧肢体肌力 4＋级，肌张力正常，自主活动好。

二、分析讨论

该患者病情复杂，被矿道内黏附有较多稀有金属粉末的铁架击中造成开放性伤口，头部伤口内进入较多稀有金属粉末，虽于当地医院行 2 次开放性颅脑损伤清创缝合＋坏死组织清除＋游离骨瓣取出术等，但患者仍有感染迹象，转来我院后予以多次清创及 VAC 负压吸引及标准抗感染治疗，患者病情明显好转出院。

在患者颅内感染明确，且患者颅内曾因有较多稀有金属粉末污染的情况下，彻底清创、保持引流通畅是外科治疗该疾病的非常重要的方法。传统的外科治疗常为彻底清除硬膜内外及皮瓣下的脓肿、异物及肉芽组织后，伤口一期或二期缝合，部分单纯硬膜下脓肿患者常行钻孔引流术。但这样做法常会有各种弊端，一期缝合者可能会有引流不彻底导致脓肿易于复发的情况；二期缝合则会有愈合时间长，皮肤易瘢痕挛缩，更换敷料次数多，患者承受痛苦更大，病程延续时间长，花费巨大，甚至反复植皮等情况；单纯钻孔引流术中冲洗可能因脑水肿导致的颅压增高使脓液积聚于脑沟、后颅窝等不易引流部位，造成无法彻底清除脓肿等情况。

在本病例中，我们首先在清创时均尽可能清创异物、脓苔、坏死组织、部分坏死骨片及影响刀口愈合的骨片，封闭开放的额窦，取较大面积的筋膜来封闭清创后的硬脑膜，同时将破碎的颅底封闭，并一期缝合伤口处皮肤，为保持引流通畅，我们将闭合的术腔内留置多根引流管用于抗生素冲洗及充分引流；在缝合的皮肤外部，我们予以放置 VAC 负压吸引材料，这样可以充分闭合伤口，维持皮肤屏障功能，减少了皮肤的张力，促进皮肤愈合，维护皮肤附近的清洁，减少感染的机会，另外减少了换药带给患者的痛苦及花费，在患者身体及精神方面都予以充分的保护。在术腔冲洗的过程中应用敏感抗生素使患者不管在全身还是局部都保持了对细菌感染灶的有效浓度，并将刀口冲洗残液彻底引出，从而利于患者的尽快恢复[1-2]。

三、病例启示

由于复杂开放性颅脑外伤患者的多样性及复杂性，使该类患者在治疗过程中存在很多的并发症，所以尽早地彻底清创并通畅引流是治疗该类患者的最佳治疗方案。

参考文献

[1]AGARWAL P，KUKRELE R，SHARMA D. Vacuum assisted closure (vac)/negative pressure wound therapy (npwt) for difficult wounds：a review [J]. J Clin Orthop Trauma，2019，10：845-848.

[2]Venturi M L，Attinger C E，Mesbahi A N，et al. Mechanisms and clinical applications of the vacuum-assisted closure (vac) device：a review[J]. Am J Clin Dermatol，2005，6：185-194.

（王华卿　张泽立）

救治脑出血脑疝患者

一、病例分享

❶ 初步病史

患者男性，15 小时前无明显诱因出现头痛不适，左侧肢体无力、活动不灵，伴口角流涎、言语不清，呕吐 3 次，为非喷射性呕吐，无大小便失禁，遂被"120"送至我院急诊科，行颅脑 CT 检查示右侧基底节出血，并进一步行颅脑 CTA 检查示颅内血管未见异常，为求进一步治疗收入病房。患者入院时呈昏迷状态，略躁动，无喘憋呼吸困难，右侧肢体不自主活动，左侧肢体无活动，无大小便失禁。

既往史：既往高血压病史 3 年余，平素血压 160/100 mmHg，未正规治疗。否认糖尿病、冠心病等其他慢性病史。否认肝炎、结核等传染病史。否认外伤及手术输血史。否认药物、食物过敏史。

婚育史：适龄结婚，育一子一女，配偶及子女体健。

个人史：否认外地及疫区久居史；无烟酒等不良嗜好。

家族史：否认家族性遗传病史及传染病史。

体格检查：T 36.5℃，P 80 次/分，R 24 次/分，BP 130/77 mmHg，体重 100 kg，身高 178 cm。青年男性，昏迷状态，GCS 评分 7 分（E1 V1 M5），营养中等。全身皮肤黏膜无黄染，浅表淋巴结无肿大，头颅无畸形，双侧瞳孔不等大，左侧瞳孔直径 2.0 mm，右侧瞳孔直径约 2.5 mm，对光反应迟钝，耳鼻无异常分泌物，口唇无紫绀，颈部无抵抗感，气管居中，甲状腺无明显肿大，胸廓对称，双肺呼吸音清,未闻及明显干、湿啰音,心前区无明显异常搏动,心率 80 次/分,律齐,听诊心脏无杂音。腹部平软,无明显压痛反跳痛。四肢肌张力不高,肌力检查不合作,左侧 Babinski 征(+),右侧 Babinski 征(-)。

辅助检查:20××年 8 月 13 日在齐鲁医院行颅脑 CT 示右侧基底节区及放射冠区脑出血,最大层面病变范围约 4 cm×5.5 cm。颅脑 CTA 示双侧大脑前动脉、大脑中动脉、大脑后动脉、基底动脉显示清晰,未见明显狭窄、迂曲及扩张改变。

❷ 病情演变

入院后对患者完善检查,急诊全麻下行"右侧内囊血肿穿刺引流术+颅内压探头置入术",术后予以监护、呼吸机辅助呼吸,给予镇静镇痛、控制血压、止血、脱水、神经营养、雾化祛痰、营养支持、预防感染等治疗。术后第一天给予血肿腔间断注入尿激酶溶液,引流出部分暗红血性液,但患者颅内压改善不佳,出现双侧瞳孔不等大(右侧增大),复查颅脑 CT 示颅内出血较前增多,环池不清,脑水肿明显,中线稍移位,考虑再出血可能。遂建议开颅血肿清除术+去骨瓣减压术。向家属告知手术风险、必要性及继续保守治疗的利弊,家属考虑后同意手术,于 20××年 8 月 14 日在全麻下行右额颞开颅脑内血肿清除+去骨瓣减压开颅手术。术后予以重症监护呼吸机辅助呼吸,予以镇痛镇静、亚低温脑保护、降颅压、预防感染、雾化祛痰、促胃肠蠕动通便等积极治疗。动态复查颅脑 CT,观察颅内血肿变化。行腰椎穿刺置管术,促进脑脊液循环廓清,颅内情况逐渐好转。患者肺部感染较重,于 8 月 21 日床旁行气管切开术,给予升级抗生素、加强翻身拍背、震动排痰等对症治疗,痰细菌培养未见细菌生长,肺部症状较前好转,体温控制可。患者出院时恢复可,神志清楚,右侧肢体自主活动,左侧肢体活动差,肌力约 2 级。外院继续康复治疗。

初次手术过程:患者在全麻下行右侧内囊血肿钻孔引流术+颅内压探头置入术。麻醉成功后,取仰卧位,常规术区消毒、铺巾,按照术前定位标记右颞穿刺点,常规局麻,颅骨钻孔一个,刮匙刮出骨渣,硬膜细孔钻孔一个,扩大钻孔,脑穿针同向穿刺约 7.5 cm,见暗红色液性血肿流出。探棒针同向穿刺建立通道,再置入 14 号引流管深度约 7.5 cm,5 mL 注射器抽吸血肿约 15 mL,荷包缝合固定引流管,连接引流袋。颅内压探头校准,取右额中线旁直切口长约 1 cm,经皮快速颅骨钻孔一个,穿刺针破硬膜,皮下隧道置入脑实质型颅内压光纤及探头,向垂直两外耳道连线方向穿刺，置入颅内压监护探头，深度约 4 cm。三点缝针固定光纤，缝合头皮手术顺利，术中出血约 20 mL，未输血。术后复查 CT 示引流管位置满意。术毕患者带气管插管安返重症监护室。

开颅血肿清除手术过程：麻醉成功后，患者取仰卧位头左偏，抽出 15 mL 血肿减压后拔除血肿腔引流管并缝合，标记右额颞大问号形切口，常规消毒、铺无菌单，局麻，依次切开头皮各层，头皮夹止血，骨膜下剥离，颅骨钻孔 3 个，铣刀铣开骨瓣，取下骨瓣，硬膜张力稍高，悬吊并放射状剪开硬膜，于侧裂上方脑区电灼局部脑皮层，显微镜下分离皮层脑组织逐渐深入血肿腔，清除脑内血肿，见局部血肿，周围小血管较丰富，彻底止血。术腔放置引流管一根，人工硬脑膜覆盖，放置硬膜外引流管一根，切除部分颞肌，依次缝合头皮，无菌敷料包扎，术后复查颅脑 CT，安返病房。术中患者输注去白悬浮红细胞 4 U、病毒灭活血浆 400 mL 输注，输血过程顺利。

患者主要病情演变及治疗时间轴：

20××年 8 月 13 日，因"突发头痛伴左侧肢体无力 15 小时"入院。急诊室完善颅脑 CT、CTA 等相关检查。

20××年 8 月 13 日，全麻下行右侧内囊血肿穿刺引流术＋颅内压探头置入术。术后血肿腔尿激酶注射 2 次促进血块溶解引流。

20××年 8 月 14 日，术后第一天，镇痛镇静状态，GCS 评分 3 分（E1 V1 M1），口插管接呼吸机，P-SIMV 模式，血压波动于 $130\sim160/70\sim90$ mmHg，P 70 次/分，ICP 波动于 $20\sim40$ mmHg，头部血肿腔放置引流管一根，术后共引出色暗血性液约 50 mL。双侧瞳孔等大，直径约 2.5mm，对光反应迟钝，四肢无活动，左侧 Babinski 征（＋），右侧 Babinski 征（－）。患者于当日晨 7 时左右出现 ICP 升高至 51 mmHg，双侧瞳孔不等大，左侧 2.0 mm，右侧 2.5 mm，对光反应迟钝，立即给予甘露醇脱水降颅压、冬眠镇静等治疗，并立即复查颅脑 CT，CT 示较昨日血肿略较少。患者较年轻，出血量较大，脑肿胀明显，中线稍左偏，处于脑疝前期，已行颅内血肿钻孔外引流，引流管内间断注入尿激酶，促进血肿排出，控制脑温 36 ℃ 左右，Na^+ 150 mmol/L 左右，二氧化碳分压 35 mmHg 左右，加大脱水力度，密切观察瞳孔及 ICP 变化，做好随时二次手术准备，向家属交代病情，若脑肿胀加重或二次脑出血，随时行颅内血肿清除加去颅骨瓣减压术。

20××年 8 月 14 日，患者于 17 时 30 分左右出现右侧瞳孔增大，及时复查颅脑 CT，CT 示颅内出血较前增多，环池不清，脑水肿明显，中线稍移位，考虑再出血可能，建议开颅血肿清除术＋去骨瓣减压术，向家属告知手术风险、必要性及继续保守治疗利弊,家属考虑后决定开颅手术。

20××年 8 月 14 日,患者在全麻下行开颅血肿清除＋去颅骨瓣减压术。术后继续亚低温脑保护治疗、神经营养、防治肺部感染、维持电解质平衡、营养支持等治疗。术后加强呼吸道管理,雾化、吸痰等治疗措施。

20××年 8 月 18 日,患者在床旁局麻下行腰椎穿刺,压力 270 mmHg,抽取淡红色脑脊液。

20××年 8 月 20 日,患者在床旁局麻下行腰穿置管引流。

20××年 8 月 21 日,患者在床旁局麻下行经皮气管切开术。

20××年 8 月 27 日,患者神志清,精神差,GCS 评分 11 分(E4 V1 M6),持续心电监护,BP 130/80 mmHg,R 20 次/分,氧疗模式,吸氧浓度 45％,SpO$_2$ 100％,头部切口愈合良好拆线,减压窗张力不高,局部轻度膨出。气管切开处间断吸痰,痰多,无喘憋呼吸困难,左侧肢体无活动,肌力 0 级,右侧肢体活动自如,肌力正常。持续腰大池引流,24 小时引流 100 mL 左右。

20××年 8 月 28 日,拔除腰大池引流。

20××年 9 月 1 日,患者神志清,精神差,GCS 评分 11 分(E4 V1 M6)。双侧瞳孔等大等圆,直径约 3.0 mm,对光反应灵敏。左侧肢体无活动,肌力 0 级,右侧肢体活动自如,肌力正常。气管切开处间断吸出淡血性黏痰,痰量少。病情稳定,出院继续行康复治疗。

20××年 12 月 18 日,患者回院复诊行颅骨修补术情况:患者神志清,精神可。语言欠流利,思维缓慢。头颅右侧可见马蹄形刀口疤痕,已愈合,右侧骨窗塌陷。右侧肌力 5 级,左上肢肌力 1～2 级,左下肢肌力 4 级,肌张力正常。已可在家属搀扶下行走。

❸ 检查评估

20××年 8 月 13 日,患者颅脑 CT 示右侧基底节区脑出血,出血量约 50 mL,中线左移,脑室受压。颅脑 CTA 未见明显异常。

20××年 8 月 13 日,患者颅脑 CT 示右侧基底节区及放射冠区脑出血,最大范围约 6.1 cm×4.8 cm,较前片范围略大。胸部 CT 示双肺少许炎症,纤维灶。

20××年 8 月 14 日,患者颅脑 CT 示右侧基底节区及放射冠区脑出血并破入脑室,最大范围约 5.5 cm×3.7 cm,较 8 月 13 日略吸收。

20××年 8 月 17 日,患者颅脑 CT 示颅脑术后改变,右侧基底节区及放射冠区脑出血并破入脑室,最大范围约 4.9 cm×4.7 cm,较前片(8 月 14 日)部分吸收。胸部 CT 示双肺少许炎症,纤维灶。8 月 17 日,痰细菌培养示敏感产酸克雷伯菌。

20××年 8 月 20 日,患者颅脑 CT 示颅脑术后改变,右侧基底节区及放射冠区脑出血并破入脑室,周围见低密度水肿。胸部 CT 示双肺纤维灶及炎症,双侧胸腔积液并邻近肺组织膨胀不全。

20××年 8 月 24 日,患者颅脑 CT 示颅脑术后改变,右侧基底节区及放射冠区脑出血并破入脑室,周围见低密度水肿较前减轻。胸部 CT 示双肺纤维灶及炎症,双侧胸腔积液并邻近肺组织膨胀不全。

20××年 8 月 27 日,患者颅脑 CT 示颅脑术后改变,右侧基底节区及放射冠区脑出血并破入脑室,出血吸收,周围见低密度水肿减轻。胸部 CT 示双肺纤维灶及炎症,较前片(8 月 24 日)好转,双侧胸腔积液并邻近肺组织膨胀不全。

20××年 8 月 31 日,患者颅脑 CT 示颅脑术后改变,右侧基底节区及放射冠区脑出血灶吸收,周围低密度水肿减轻。胸部 CT 示双肺纤维灶及炎症,较前片(8 月 24 日)好转,双侧胸腔积液并邻近组织膨胀不全。

二、分析讨论

高血压脑出血(hypertensive intracerebral hemorage,HICH)主要发生在中老年患者,由于长期高血压控制不佳从而引起脑血管病变导致的脑实质突发出血。高血压患者人群基数大,HICH 起病急骤,进展迅速,致残率及致死率均高,给个人、家庭及社会带来沉重负担。HICH 治疗方式不同,预后也不尽相同。多项研究表明,HICH 微骨窗入路和微创血肿穿刺引流术治疗效果优于传统开颅手术。

我科常规开展脑出血微创血肿穿刺引流术,简易体表 CT 术前定位+钻孔穿刺引流术是常用的方式。根据 CT 片的血肿最大层面,以血肿中心为穿刺靶点,在避开功能区的前提下,选取距血肿最近的体表部位钻孔,对于 HICH 常采取经颞或经额穿刺。穿刺确认血肿后,抽吸部分血肿,留置引流管。该手术治疗方式操作简单、创伤小,辅助术后引流管注射尿激酶促进引流,治疗效果好。此微创抽(碎)吸及穿刺后外引流可降低病死率,对术后功能恢复有积极意义。但该方法也有有时血肿清除不彻底,无法进行有效可靠的止血等不利之处。在临床实践中须结合具体病例的病情及病情变化,权衡利弊,选择合适的外科治疗方法。

　　该患者既往高血压病 3 年余,平素血压 160/100 mmHg,未正规药物治疗。因"突发头痛、左侧肢体无力 15 小时"入院。入院时昏迷状态,GCS 评分 7 分(E1 V1 M5),双侧瞳孔不等大,左侧瞳孔直径 2.0 mm,右侧瞳孔直径约 2.5 mm,对光反应迟钝。颅脑 CT 示右侧基底节出血,量约 55 mL,脑室受压,中线略左移,有手术指征。患者年轻,对术后神经功能恢复要求高,因此选择创伤小的微创血肿穿刺引流术。急诊全麻下行"右侧内囊血肿钻孔引流术 + 颅内压探头置入术",术后予以重症监护等措施,予以血肿腔尿激酶注射促血肿引流。但该患者颅内压始终缓解不明显,复查颅脑 CT 提示出血范围增加,脑水肿加重,考虑再出血。遂行开颅血肿清除 + 去骨瓣减压术。

　　初次手术时选择微创血肿穿刺引流术主要考虑到患者年轻,要求手术对神经功能损伤小,有利于患者早期恢复生活自理能力。患者行微创血肿穿刺后,予以重症监护,颅内压缓解不佳、瞳孔反复出现一侧增大提示有再出血可能,复查 CT 证实。再出血可能与患者血管硬化、血压波动、凝血轻度异常等有关。对于脑出血微创穿刺引流患者,术后重症监护、镇痛镇静、控制血压、纠正凝血异常、稳定内环境等综合措施,对于避免再出血至关重要。再出血后若患者病情许可,仍可通过导管引流血肿,可血肿腔内注射尿激酶促溶解。该患者采取上述措施后,颅内压缓解不佳,反复升高,反复出现一侧瞳孔增大,复查 CT 提示出血较前增加、脑水肿加重、中线移位。此时为挽救患者生命,避免神经功能继续恶化,及时采取开颅血肿清除 + 去骨瓣减压术。术后继续予以重症监护、镇痛镇静、降颅压、营养神经等措施。患者恢复顺利,出院时神志清楚,遵嘱配合,左侧肢体活动差。术后 3 个月随访,已可在家人挽扶下行走。

三、病例启示

　　采取最小的创伤为患者带来最大的健康益处是我们始终坚持的追求。脑出血微创治疗,创伤小,恢复快,也符合加速康复外科(enhanced recovery after surgery,ERAS)的理念。该例患者脑出血后,入院时神志昏迷,瞳孔不等大,已有脑疝前期表现,患者颅脑 CTA 示脑血管未见明显狭窄、迂曲及扩张硬化改变,首先选择行微创脑内血肿穿刺引流 + 颅内压探头置入术,是遵循"损伤最小"理念的具体体现。术后患者脑疝一度缓解。但患者术后短期内反复出现颅内压升高和瞳孔增大变化,复查颅脑 CT 提示脑出血增加,后再次评估患者病情及调整治疗方案,及时采取开颅清除脑内血肿 + 去骨瓣减压术,术后予以集束化重症治疗措施。患者恢复顺利,后期康复良好。

因个体存在异质性,所以疾病治疗有其复杂性。有时采取损伤最小的处理措施可能在临床治疗中会遇到波折。但根据患者具体病情,权衡各方案利弊,争取以最小的损伤取得患者最大健康获益是选择治疗方案的重要着眼点。

参考文献

[1]钱东翔.高血压脑出血微创血肿穿刺引流治疗进展[J].中华神经创伤外科电子杂志,2015(2):44-48.

[2]中华医学会神经病学分会,中华医学会神经病学分会脑血管病学组.中国脑出血诊治指南(2014)[J].中华神经科杂志,2015,48(6):435-444.

[3]中华医学会神经病学分会,中华医学会神经病学分会脑血管病学组.中国脑出血诊治指南(2019)[J].中华神经科杂志,2019,52(12):994-1005.

[4]中华医学会神经病学分会神经重症协作组,中国医师协会神经内科医师分会神经重症专委会.自发性大容积脑出血监测与治疗中国专家共识[J].中华医学杂志,2017,97(9):653-660.

[5]中华医学会神经外科学分会,中国医师协会急诊医师分会,国家卫生和计划生育委员会脑卒中筛查与防治工程委员会.自发性脑出血诊断治疗中国多学科专家共识[J].中华神经外科杂志,2015,31(12):1189-1194.

[6]范存刚,张庆俊.2015版AHA/ASA《自发性脑出血处理指南》解读[J].中华神经医学杂志,2017,16(1):2-5.

（孙守家　王广辉　刘文明）

重度颅脑外伤合并面颅骨多发骨折、脑脊液鼻漏

一、病例分享

❶ 初步病史

患者男性,26岁,因"颅脑外伤后意识不清4小时"入院。患者4小时前骑摩托车发生外伤,伤后即出现意识不清,伴呕吐多次,呕吐物为胃内容物,头面部肿胀,双侧鼻腔流血,于当地医院就诊,行颅脑 CT 检查示左侧额颞顶硬膜下血肿、面颅骨多发骨折、局部面颅塌陷等,为求进一步治疗转来我院,急诊以"重度颅脑外伤"收入院。

既往史:既往体健,无药物过敏史。

个人史:否认外地及疫区久居史,不规律吸烟饮酒,否认家族性遗传病史及传染病史。

体格检查:T 37.9 ℃,P 100 次/分,R 20 次/分,BP 132/89 mmHg,体重95 kg。青年男性,神志不清,烦躁,刺痛不睁眼,可发声,刺痛肢体躲避,GCS 评分7分,头面部明显肿胀,多发皮肤挫伤,双眼睑肿胀青紫(见图1),左侧瞳孔直径约3 mm,对光反射迟钝,右侧瞳孔直径约2 mm,对光反射存在,双侧鼻腔可见新鲜血迹,上唇见多处皮肤黏膜贯通,污染较重,右肩畸形,压痛明显,胸廓挤压征(+),听诊可闻及湿性啰音,腹软,膨隆,无压痛,无明显反跳痛,肝脾肋下未触及,肠鸣音正常,右侧 Babinski 征(+),左侧 Babinski 征(−)。

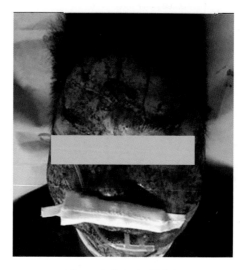

图 1　患者入院时图片

❷ 病情演变

　　患者入院后积极完善各项术前检查,联系耳鼻喉科、口腔颌面外科等相关科室会诊,耳鼻喉科与口腔科均考虑二期行鼻骨及上颌骨骨折复位手术,目前需一期清创缝合,制定手术方案。患者鼻腔持续出血,颅内存在积气,结合患者颅脑CT 三维重建图像(见图 2、图 3),考虑患者前颅底骨折严重导致脑脊液鼻漏可能,且患者左侧硬膜下血肿占位效应明显,中线结构受压移位,生命危险极大,需急症行手术治疗。术前制定手术方案:术中清除左侧额颞顶硬膜下血肿,探查前颅底硬脑膜破损情况,尽量一期修补缝合,分离皮瓣时注意保留骨膜完整性,转移颅骨骨膜至硬膜外加固修补,术中根据情况去除骨瓣减压。手术在全麻下进行,术中见额骨粉碎性骨折,累计双侧眶上壁,左侧眶上壁塌陷,额窦开放,先以铣刀取下左侧额颞顶骨瓣,剪开硬膜后见大量硬膜下血肿,以无菌生理盐水反复冲洗;血肿清除满意后取部分骨膜行硬脑膜减张水密缝合,后仔细探查前颅底,额窦黏膜剥离后封闭额窦;颅骨骨折严重,多处骨块刺破硬脑膜,其中一块扎破矢状窦,轻柔取出碎骨块后见矢状窦出血严重,以丝线将矢状窦结扎后止血;将左侧下沉眶顶骨块以钛钉板提拉复位,反复冲洗消毒后见前颅底;多发硬膜破损,脑脊液漏出,以可吸收缝线水密缝合,缝合满意后转移额部骨膜至前颅窝底,以缝线缝扎固定,转移部分带蒂颞肌至骨膜外进一步加固前颅底,术中放置颅内压探头一根,用于术后密切监测颅内压力(见图4);考虑脑组织挫伤严重,去除骨瓣减压,依次关闭各层,同期请耳鼻喉科及口腔科行伤口清创缝合,结束手术。术后至神经外科重症监护室对患者进一步治疗,深度镇痛镇静,呼吸机辅助呼吸,稳定血压,保证脑组织有效灌注,避免波动。术后第二天置入腰大池引流,根据颅内压力情况持续引流脑脊液,避免脑脊液经鼻腔漏出;同时加强抗感染治疗,使用高强度抗生素避免颅内感染发生;同时给予神经营养及胃肠营养支持;定期复查颅脑CT,观察脑组织肿胀控制情况。术后连续5天未见明显脑脊液鼻漏,于第6天复查颅脑CT(见图5)后减轻镇痛镇静。术后9天清醒后成功脱机拔管,住院16天后转康复医院行康复治疗,交代康复过程中避免行高压氧等有增加颅内压效果的康复措施,并避免憋气,保持大小便通畅,避免上呼吸道感染等,患者恢复良好,神志清,肢体活动无障碍。3个月后于我院行颅骨修补手术,手术顺利结束。图6为患者第一次出院时颅脑CT检查影像。图7为患者颅脑CT影像,图8为患者颅脑修补术后三维重建图像。

❸ 检查评估

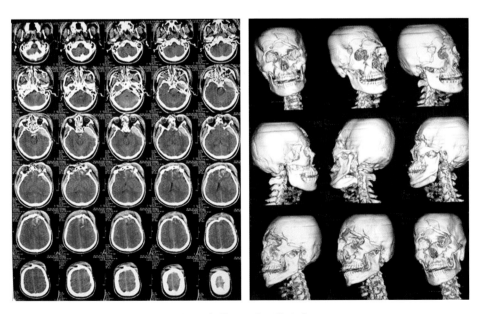

图2　术前CT及三维重建

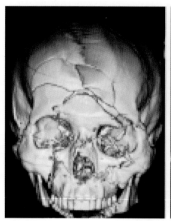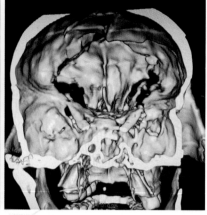

图 3　术前三维重建颅骨外面观和颅骨内面观

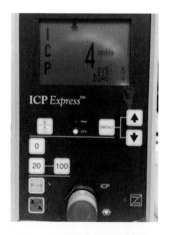

图 4　术后颅内压监测数值

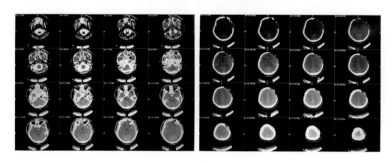

图 5　患者术后复查颅脑 CT

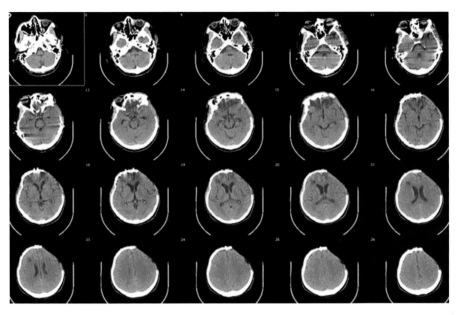

图 6　第 1 次出院时颅脑 CT 检查

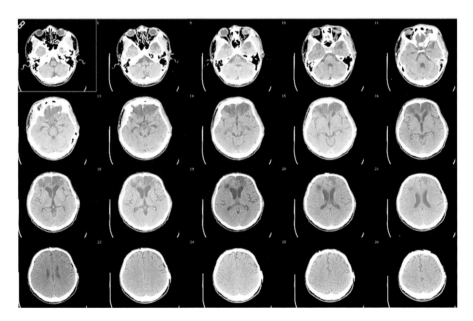

图 7　修补术后颅脑 CT 检查

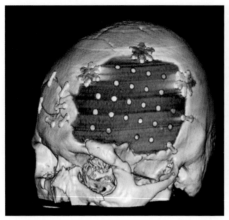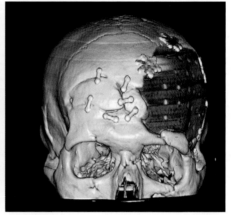

图 8　颅脑修补术后三维重建

二、分析讨论及启示

随着交通工具速度的提升,临床上接诊了越来越多的严重颅脑外伤病例。该病例的情况极为多见,治疗过程较为顺利,得益于术前手术方案的仔细制定,术中严格遵循保护颅腔完整性的原则,具有一定的代表性,值得临床推广。治疗过程中存在诸多的关键点及细节方面的处理:第一,额骨靠近眉弓处、前颅底等处颅骨菲薄,外伤易导致粉碎性骨折,加之额窦的开放,颅内后期感染发生率较高,颅前窝底筛板更为薄弱。因此,术中探查时一定要探查到深面,要想到存在多处硬脑膜破损可能,全部水密缝合,保证颅腔完整性可明显降低颅内感染的发生率。第二,对于额部严重骨折患者,术前应考虑到存在矢状窦损伤的可能,有时出血极为凶险,必要时可予以结扎。第三,对于前颅底硬膜破损处应予以多层次加固,避免脑脊液漏发生。该病例中术前即考虑到在分离皮瓣时注意保留骨膜的完整性,术中将骨膜翻转后并未影响骨膜血供,成活率较高,而转移游离筋膜或骨膜时存在组织失活风险,导致术后一段时间后再次发生脑脊液漏。多层次加固修补并以缝线固定,可避免骨膜或肌肉移位;术后早期置入腰大池引流管,减轻修补硬膜处压力,有利于组织愈合。第四,术后持续深度镇痛镇静,保持血压平稳,避免烦躁、呛咳等增加颅内压力的情况发生可有效降低脑脊液鼻漏发生率。术中置入颅内压力监测探头可实时监测颅内压力,根据颅内压力进行相关调整,保证治疗的有效性。

参考文献

［1］张翼.外伤性颅底骨折所致脑脊液漏的处理及预后因素分析［J］.国际神经病学神经外科学杂志,2017,44(3).233-237.

［2］杜庆华,陈旭东,金一勤,等.急诊开颅合并前颅底重建处理鼻漏 21 例体会［J］.浙江创伤外科,2015,20(4).699-700.

［3］中国医师协会神经外科医师分会、中国神经创伤专家委员会.中国颅脑创伤颅内压监测专家共识［J］.中华神经外科杂志,2011,27(10).1073-1074.

［4］PHANG S Y,WHITEHOUSE K,LEE L,et al. Management of CSF leak in base of skull fractures in adults. British journal of neurosurgery,2016,30(6):596-604.

（时传君　张泽立）

百草枯致食管黏膜表层剥脱症

一、病例分享

❶ 初步病史

患者女性,52 岁。因"口服百草枯 1 口 2 天"入院。患者 2 天前与家属发生争执后口服 20％百草枯 1 口,量约 50 mL,约 30 分钟后送至当地医院给予大量清水洗胃,洗胃后给予血液灌流治疗(共 2 次,每次 2 小时),同时给予甲强龙、泮托拉唑、环磷酰胺、依达拉奉、乌司他丁、血必净等药物治疗,并予留置胃管、药用炭鼻饲。患者自服毒后偶有恶心、无呕吐,自觉咽喉部烧灼感,并进行性加重出现咽痛,为求进一步诊治,于服毒 2 天后来齐鲁医院中毒与职业病科就诊。

既往史:既往血压偏高,未行药物治疗,有胃炎病史。

个人史:否认外地及疫区久居史,无烟酒等不良嗜好。

入院查体:T 36.5℃,P 83 次/分,R 20 次/分,BP 154/99 mmHg,SpO₂ 97％。中年女性,神志清,精神可。双侧瞳孔等大等圆约 3 mm,对光反射灵敏,巩膜无黄染。口腔黏膜无糜烂,咽部充血。双肺呼吸音粗,未闻及干、湿性啰音。心率 83 次/分,律齐,心音有力,各瓣膜听诊区未闻及病理性杂音。腹平软,左上腹轻压痛,无反跳痛,Murphy 征阴性,肝脾肋下未触及,肝肾区无叩痛,肠鸣音正常。双下肢无水肿,双侧巴氏征阴性。

入院辅助检查:血常规 WBC 13.49×10⁹/L,NEU ％ 93.71％,HGB 126 g/L,PLT 86×10⁹/L;肾功 Cr 138 μmol/L,BUN 13 mmol/L,D-二聚体

0.66 μg/mL;尿蛋白(±),肝功、心肌酶、血生化等未见异常。CT 示:双肺纤维灶(见图1)。参照"齐鲁方案"[1]给予流质饮食、"全胃肠洗消"、激素冲击、保肝、保肾、补液、利尿、营养支持等治疗。

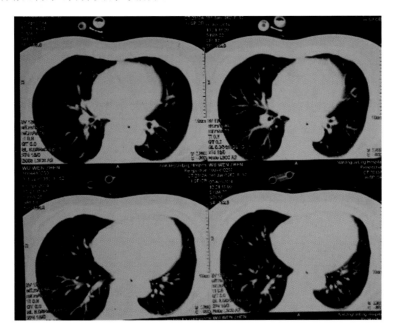

图 1　患者入院时肺部 CT 表现

❷ 病情演变及预后

患者入院第 2 天,突然出现恶心、呕吐,呕出约 1 cm×18 cm 条索状坏死组织,伴少量出血,用生理盐水冲洗后如图2所示。后来病理示:(食管)组织凝固性坏死,伴大量中性粒细胞渗出及出血(见图3)。给予暂禁饮食,止血等治疗,未发现患者进一步的消化道出血等。患者入院第 5 天,口舌黏膜糜烂(见图4),实验室检查示:血常规 WBC 8.11×10⁹/L,NEU% 83.04%,HGB 111 g/L,PLT 171×10⁹/L;肾功 Cr 108 μmol/L,BUN 19.11 μmol/L,D-二聚体 0.38 μg/mL;尿蛋白(±),肝功、心肌酶、血生化等未见异常。CT 示:双肺下叶纤维灶(见图5)。消化道造影:口服优维显 50 mL 后见,造影剂于膈上 2 cm 处有狭窄,通过受阻。更改给予流质饮食。患者入院 18 天后,行上消化道造影示:食道正常,胃黏膜较粗,轮廓整齐,幽门排出正常(见图6),患者治疗 3 周后好转出院。

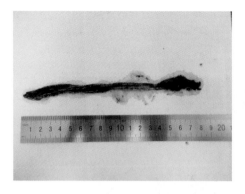

图 2　患者呕吐出长条状坏死食管内膜组织

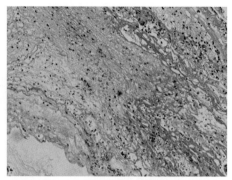

图 3　患者呕出坏死组织病理改变

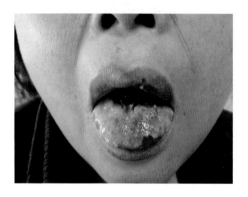

图 4　患者口腔黏膜百草枯腐蚀损伤表现

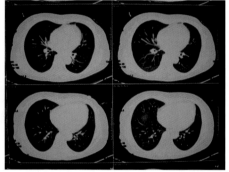

图 5　患者入院第 5 天时肺部 CT 表现

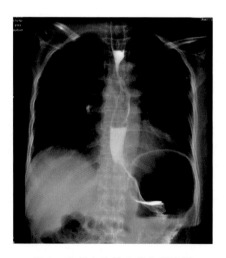

图 6　患者出院前上消化道造影

　　1个月后患者来院复诊。肺功能示：小气道功能减退。CT示：双肺局限纤维灶（见图7）。血常规、尿常规、肝功、肾功、血生化、心肌酶等实验室检查均未见明显异常。

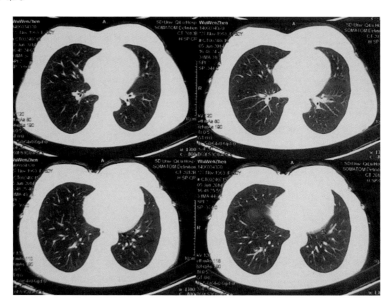

图7　患者出院1个月后复查时肺部CT表现

❸ 鉴别诊断

　　草酸中毒：草酸，即乙二酸，低毒，是最简单的有机二元酸之一，是有机酸中的强酸，对皮肤、黏膜有刺激及腐蚀作用。口服草酸后临床症状出现较早，可能会出现咽喉肿痛、恶心、呕吐、腹痛、腹泻、吞咽困难的情况，严重者可出现脏器功能衰竭，尤其是急性肾衰竭，后期消化道狭窄多见。

　　草甘膦中毒：草甘膦是一种非选择性、无残留灭生性除草剂，低毒。大部分口服中毒患者无明显临床症状。少部分患者，因所服"草甘膦"助剂中含有大量强酸，口服后可造成消化道严重腐蚀损伤，病情较为凶险，此类情况的治疗方案只能参照强酸中毒。

二、分析讨论

食管黏膜表层剥脱(esophagitis dissecans superficialis,EDS)是一种罕见的食管良性疾病,表现为大片的食管内膜表层脱落,常常在内镜检查中被发现。其内镜表现为:食管剥脱的范围从单个到多个剥脱的黏膜白斑到严重的食管中段到远端整个食管黏膜的弥漫性剥脱[2]。此病临床上没有统一的命名,又称为"(表层)剥脱性食管炎""食管管型""食管黏膜撕脱""食管黏膜管型剥脱"等,既往国内以"食管黏膜剥脱症"较为常用[3],现多称之为"食管黏膜表层剥脱症"。引起这种疾病的原因包括:药物(双磷酸盐、非甾体类抗炎药物、氯化钾等)、念珠菌感染、皮肤病、化学刺激、身体创伤、食管狭窄、大量吸烟等[4-5],到目前为止其发病机制仍然不十分清楚。常见的症状为吞咽困难、吞咽痛、胸痛、左上腹烧灼感、恶心、呕吐等,上消化道出血或呕出大块的食管黏膜较为少见[6-8]。食管黏膜表层剥脱症患者食管内膜脱落后吐出体外者相对少见。

百草枯,又名"克无踪""对草快",对人兽有极高的毒性,中毒致死率极高,口服中毒者致死率高,可对患者的肺脏、肝脏、肾脏、心脏、消化道、神经系统等多个系统器官造成损伤。另外,百草枯对皮肤及消化道黏膜有较强的腐蚀性,口服摄入者大多有不同程度的消化道黏膜的损伤,其中口腔黏膜损伤较为常见,食管损伤亦占有一定比例[9],严重者可发生食管出血、梗阻,甚至食管黏膜表层剥脱或破裂穿孔。

本例患者有明确的百草枯服毒史,百草枯中毒诊断明确,食管黏膜表层剥脱发生于在我科治疗期间,临床资料完善详实。从大体标本来看:该患者的食管内膜为管型剥脱,组织病理以上皮细胞广泛受损、细胞变性、坏死、炎细胞浸润、出血表现为主。该患者剥脱组织较为表浅,以黏膜层及黏膜下层为主,消化道大出血发生可能性不大。其发生原因可能与百草枯的局部腐蚀作用,应用糖皮质激素,应激反应,早期禁食或进食明显减少,机械性刺激因素,如恶心、呕吐、呃逆等,及食管自身生理结构等因素有关。食管的防御机制包括下食管括约肌的协调运动及黏液屏障,食管的协调运动及食管下括约肌能减少胃内容物的返流,当食管的防御作用受到异常物质的破坏而减弱时,可导致慢性黏膜炎症,从而损伤食管黏膜[10-11]。频繁的恶心、呕吐、呃逆,腹胀,长期卧床等因素使胃十二指肠内容物容易返流到食道引起黏膜损伤[12]。另外,急性百草枯中毒患者多伴有不同程度的肝肾功能异常,急性肝肾功能衰竭也会导致并加重胃肠道功能紊乱,进一步加重了食管损伤。中毒患者进食较差、营养不良亦能够加重食管上皮损害,有报道显示,给予营养支持能预防食管狭窄及降低食管损伤的风险。甲强龙是治疗百草枯中毒应用最广泛的药物之一,它能够增加胃肠黏膜的损伤,与非溃疡性、非静脉曲张性胃肠道出血相关。口服氯化钾,抗凝治疗引起的出血倾向等因素也可能与该疾病的发生有一定关系。

三、病例启示

食管黏膜表层剥脱症是一种较为罕见的食管良性疾病,发生原因广泛。食管黏膜表层剥脱症虽为良性疾病,但因百草枯毒性极强,目前尚无特效解毒剂,发生食管黏膜表层剥脱症的患者预后多数较差,对于早期患者口腔及咽喉部疼痛明显,进食困难患者应当积极给予消化道保护,早期合理进食可能对于预防此类疾病的发生有一定意义。

参考文献

[1]菅向东,张华,隋宏,等.百草枯中毒救治"齐鲁方案"(2014)[J].中国工业医学杂志,2014,27(2):119-121.

[2] NIDIMUSILI A J, DHADAM G C, SHAHEEN K. Sloughing esophageal mucosa[J]. QJM, 2014,107(1):77-78.

[3]PURDY J K,APPELMAN H D,MCKENNA B J. Sloughing esophagitis is associated with chronic debilitation and medications that injure the esophageal mucosa[J]. Modern pathology,2012,25(5):767-775.

[4]黎培员,王南下,廖家智,等.150例食管黏膜剥脱症临床分析[J].中华消化杂志,2007,27(6):420-421.

[5] HOKAMA A,IHAMA Y,NAKAMOTO M,et al. Esophagitis dissecans superficialis associated with bisphosphonates[J]. Endoscopy,2007,39(S1):91-91.

[6] HOKAMA A, YAMAMOTO Y, TAIRA K,et al. Esophagitis dissecans superficialis and autoimmune bullous dermatoses:a review[J]. World journal of gastrointestinal endoscopy,2010,2(7):252-256.

[7]TERS P,SALYERS W J. Esophagitis dissecans as a cause of upper GI bleeding[J]. Kansas journal of medicine,2013,145-147.

[8]ALBERT D M,ALLY M R,MOAWAD F J. The sloughing esophagus：a report of five cases[J]. The American Journal of Gastroenterology,2013,108(11):1816-1817.

[9]于光彩,菅向东,孙婧.百草枯中毒致消化系统的损伤与治疗[J].中华劳动卫生职业病杂志,2015,33(09):716-718.

[10]刘会敏,菅向东,张伟,等.口服百草枯中毒致食管黏膜表层剥脱症两例[J].中华劳动卫生职业病杂志,2012,30:798-798

[11] YEN T H, LIN J L, LIN-TAN D T,et al. Spectrum of corrosive esophageal injury after intentional paraquat ingestion[J]. The American Journal of Emergency Medicine,2010,28:728-733.

[12] DJURICZ,NAGOENI A,ZIVANOVI C. D. Esophagitis and almost complete esophageal occlusion in a girl with epidermolysis bullosa[J]. The Turkish Journal of Pediatrics,2012,54：301-304.

（于光彩）

苦参碱中毒

一、病例分享

❶ 初步病史

患者男性,18 岁,既往体健,口服多塞平片(每片 25 mg)40 片后,出现嗜睡,未做特殊处理,后口服苦参碱 20 mL,约 2 小时后到达当地医院给予洗胃治疗,后出现呼吸困难、流涎等症状,为求进一步诊治,于口服苦参碱 6 小时后转入我院就诊。

❷ 病情演变

入院查体:T 36.7℃,P 58 次/分,R 25 次/分 SpO$_2$ 90%(吸氧 5 L/min)。患者神志清,精神差,双侧瞳孔等大等圆,大小为 1~1.5 mm,直间接对光反射不灵敏。口唇无发绀,口腔可见大量分泌物。双肺呼吸音粗,可闻及明显湿性啰音。其余未见明显异常。

入院第 2 天,患者出现呼吸衰竭,给予气管插管,呼吸机辅助通气。并继续给予解磷定、阿托品及抗感染等综合治疗。入院第 3 天,血常规:中性粒细胞比率92.30%,痰培养结果:流感嗜血杆菌;遂调整抗生素为头孢哌酮钠舒巴坦钠 3 g 静滴,每 12 小时一次。入院第 4 天,患者意识清,精神可,咳嗽反射有力,气道分泌物清亮且较前明显减少,四肢肌力正常,尝试脱离呼吸机,拔除气管插管,停用解磷定和阿托品。

❸ 检查评估

入院第 1 天,实验室检查毒物分析示:送检血液中检出苦参碱成分,未检出有机磷农药成分;动脉血气示(吸氧 5 L/min):二氧化碳分压 39.00 mmHg、氧分压 64.00 mmHg;血清胆碱酯酶 693 IU/L(正常值 4 650~10 440 IU/L)。凝血、血常规、尿常规、肝肾功等其他实验室检查均未见明显异常;入院第 3 天,血清胆碱酯酶 1 106 IU/L,血常规:中性粒细胞比率 92.30%,痰培养结果:流感嗜血杆菌;入院第 10 天,血清胆碱酯酶 3 185 IU/L,胸部 CT 示:左下肺条状高密度影(见图 1);入院第 12 天,行颅脑磁共振平扫:未见明显异常(见图 2)。

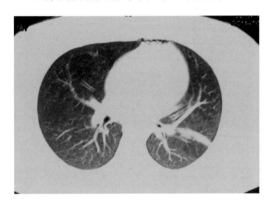

图 1　患者入院第 10 天时胸部 CT 示左下肺条状高密度影

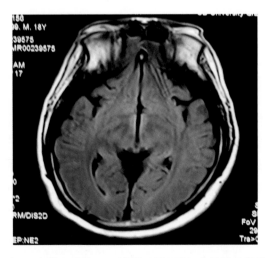

图 2　患者入院第 12 天颅脑 MRI 平扫未见明显异常

❹ 鉴别诊断

有机磷杀虫剂中毒[1]：是指短时间内接触较大剂量有机磷农药后，引起以神经系统为主的全身性疾病。临床表现包括胆碱能兴奋或危象以及其后可能发生的中间期肌无力综合征和迟发性周围神经三类严重的综合征，严重者可导致死亡。

❺ 治疗详情和预后

入院后给予综合治疗措施如下：①静脉应用激素：甲强龙 80 mg 静脉滴注；②保肝、护胃、抗氧化、营养支持等对症治疗：早期持续泵入艾司奥美拉唑和生长抑素，病情稳定后改用泮托拉唑 40 mg 静滴，每天 2 次；谷胱甘肽 2.4 g 静滴，每天 1 次；③利尿促排：托拉塞米 20 mg 静滴，每天 2 次；④经验性使用解磷定 2 g 静滴，每天 2 次，阿托品 1 mg 静脉注射，每 4 小时一次；⑤血液灌流治疗（齐鲁"211"方案）。入院第 2 天患者出现呼吸衰竭，出现血氧饱和度下降，给予吸氧 6 L/min，血氧饱和度 80%～90%，意识淡漠，气道分泌物增多，立即给予气管插管，呼吸机辅助呼吸，呼吸机模式为 SIMV、氧浓度 40%，血氧逐渐上升至 96%。测动脉血气（呼吸机辅助呼吸，氧浓度 40%）：二氧化碳分压 31.00 mmHg、氧分压 68.00 mmHg；入院第 3 天，患者血常规：中性粒细胞比率 92.30%，痰培养结果：流感嗜血杆菌；调整抗生素为舒普深 3 g 静滴，每 12 小时一次。入院第 4 天，患者尝试脱离呼吸机，拔除气管插管，并停用解磷定和阿托品；入院第 15 天，患者无明显不适，实验室检查未见明显异常，遂出院。1 个月后复查肝肾功能、胸部 CT 等均未见异常。

二、分析讨论

苦参碱是一种植物源农药[2]，具有特定性、天然性的特点，即只对特定的生物产生作用，可以在大自然中迅速分解为二氧化碳和水的一种对人畜低毒的广谱杀虫剂。苦参碱农药是从苦参中提取的全部物质的统称，主要包括氧化苦参碱、槐果碱、氧化槐果碱、槐醇、槐胺、槐定碱等多种生物碱成分[3-4]。其中苦参碱、氧化苦参碱为主要的作用成分，又因二者独特的药用价值被广泛应用于临床医药研究。两者均具有一定的肝毒性，苦参碱的肝毒性更明显，家兔实验中，给予家兔皮下注射致死量苦参碱 400 mg/kg，最初表现为中枢抑制，继而兴奋并发生强烈痉挛,随之因膈肌运动神经末梢麻痹,使呼吸停止而死亡,与本例患者中毒表现类似。同时苦参碱类生物碱可提高中枢神经的兴奋性递质谷氨酸水平,降低抑制性递质 γ-氨基丁酸水平,以及抑制胆碱酯酶活性造成胆碱能神经兴奋,是引起癫痫样发作的生物化学机制,抑制胆碱酯酶活性意味着胆碱能神经兴奋,这也可以解释动物实验中苦参碱类生物碱中毒时出现的流涎、出汗、恶心、呕吐、血压下降、肌肉颤动、竖毛、竖尾、兴奋、躁动、不安、抽搐等毒蕈碱样兴奋症状,并最终因呼吸肌麻痹而死的类似于有机磷农药中毒的现象,在治疗中要及时关注患者的病情变化,一旦出现呼吸肌麻痹等症状要及时应用适宜的呼吸支持技术干预。氧化苦参碱具有抗氧化、抗炎、抗菌、抗病毒、抗纤维化、抗肿瘤和神经保护作用等方面的药理作用[5]。

三、病例启示

本例患者临床症状符合毒蕈碱样症状,结合胆碱酯酶活力降低,经验性给予解磷定等胆碱酯酶复活剂、并根据患者具体症状合理应用阿托品等抗胆碱能药物的综合治疗;对于患者因呼吸肌麻痹而导致的呼吸衰竭,及时合理的呼吸支持也是其最终痊愈出院的关键;同时应在治疗过程中注意对于肝细胞的保护。大剂量服用苦参碱对于人体仍有较高风险,不论在农业生产中还是应用在临床研究中,都需要注意苦参碱的合理使用。

参考文献

[1]菅向东,杨晓光,周启栋,等.中毒急危重症诊断治疗学[M].北京:人民卫生出版社,2009:517.

[2]刘粉霞.苦参碱中毒行血液灌流1例患者的护理[J].世界最新医学信息文摘,2019,19(40):266-267.

[3]张明发,沈雅琴.苦参碱类生物碱的毒性研究进展[J].药物评价研究,2018,41(4):682-691.

[4]宿美凤,雒晓梅,常晓燕,等.苦参实毒性成分分析[J].中国现代中药,2019,21(3):303-306.

[5]张景正,严宝飞.氧化苦参碱的药理作用研究进展[J].2018,47(2):271-273.

(高铭)

案例 22

急性铊中毒

一、病例分享

❶ 初步病史

患者女性,44 岁,因"四肢麻木伴下肢乏力 2 个月余,加重 5 天"于 20××年 7 月 26 日入院。

现病史:患者 2 个月余前无明显诱因出现四肢麻木伴双下肢乏力,无头晕、头痛,无饮水呛咳,无肢体活动不灵,无言语不清,就诊于当地医院,行颅脑 CT,颈椎＋腰椎 MRI 检查,未见明显异常。行肌电图检查示:双侧腓神经受损(运动),双侧上肢所检神经未见明显异常,化验示血钾降低,给予补钾治疗,症状好转出院。20××年 6 月 3 日,患者出现腹痛、腹胀,未排气,行腹部 CT 示:肠梗阻征象,遂就诊于当地医院治疗,6 月 9 日自述出现严重脱发,腋毛、阴毛均有脱落,入院前 5 天,四肢麻木伴下肢乏力加重,为求进一步诊疗入神经内科。患者自患病以来,纳差眠可,体重减轻 5 kg。

既往史:既往否认糖尿病、高血压、冠心病病史,否认肝炎、结核等传染病病史,2013 年行子宫肌瘤剥除术,否认外伤、输血史。

查体:T 36.5℃,P 82 次/分,R 18 次/分,BP 101/90 mmHg。神志清,精神差,全身皮肤及巩膜无黄染,头发、腋毛、阴毛脱落;视物清楚,双侧瞳孔等大等圆,对光反射灵敏;颈软,无抵抗感;双肺呼吸音清,未闻及干湿性啰音;心率 82 次/分,律齐,各瓣膜区未闻及病理性杂音;腹软,无压痛反跳痛,肝脾肋下未及,肠鸣音正常;双下肢无水肿,四肢肌力、肌张力可,双侧远端肢体感觉减退,呈手套-袜套样;双侧躯体 T6 以下浅感觉减退,深感觉无障碍;双下肢腱反射减弱,病理反射未引出。

入院后完善相关检查,血常规:WBC $12.51×10^9/L$，NEU $11.27×10^9/L$，NEU% 90.1%,Hb 142 g/L,PLT $388×10^9/L$;肝肾功:ALT 17 IU/L,AST 22 IU/L,BUN 5.06 mmol/L,Cr 55 μmol/L。脑脊液常规、脑脊液细胞学检查、脑脊液寡克隆电泳分析、脑脊液免疫球蛋白 IgG、IgA、IgM、微量元素、血轻链 κ/λ、激素六项、甲状腺功能等指标检查未见明显异常。

初步诊断:周围神经病,重金属中毒待排。

治疗上给予营养神经、增强免疫及对症支持治疗。

❷ 病情演变

患者病情无明显好转,纳差,精神差,肢体麻木,感觉异常,反复呕吐。不排除铊中毒,特请中毒科会诊。追问病史患者从事农药、鼠药生意。但家中只此一人发病。查体发现患者双手指甲可见米氏纹,不排除铊中毒,转入中毒科。

❸ 检查评估

8 月 3 日,患者做各项实验室检查,结果如下:血常规:WBC $8.19×10^9/L$，NEU $4.92×10^9/L$,NEU% 60.1%,Hb 149 g/L,PLT $411×10^9/L$;尿常规:白细胞 46.8/μL;肝肾功:K^+ 3.32mmol/L ↓,Na^+ 139mmol/L,ALT 20 IU/L,AST 17 IU/L,BUN 2.52 mmol/L,Cr 52 μmol/L ↓。血铊 84 μg/L(正常值0～30 μg/L)。

8 月 9 日,患者各项实验室检查结果如下:血常规:WBC $6.46×10^9/L$，NEU $3.66×10^9/L$，NEU% 56.7%,Hb 143 g/L,PLT $404×10^9/L$;尿常规:白细胞 81.2/μL;

肝肾功:K^+ 3.88 mmol/L,Na^+ 139 mmol/L,ALT 35 IU/L,AST 28 IU/L,BUN 2.4 mmol/L,Cr 50 μmol/L ↓;凝血四项:PT 10.6 s,INR 1.01,PT% 99%,APTT 29.9 s,Fib 3.68 g/L。

❹ 鉴别诊断

铊中毒常被当作神经系统的疾病而误诊、误治,最易被误诊为吉兰-巴雷综合征(GBS)[1-3]。

在进行鉴别诊断时应注意吉兰-巴雷综合征的下列特点[4-7]:①多有明显的诱因(如病毒感染、细菌感染、外科治疗等);②起病呈亚急性,神经系统症状大多在3天左右出现,有的可能时间更长;③"一个肢体以上进行性无力,腱反射消失"是临床诊断吉兰-巴雷综合征的必需条件。而铊中毒的临床表现具有以下特征:①肌无力程度较轻微,也不呈进行性发展;②腱反射常存在,甚至活跃;③几乎所有铊中毒者都伴有肝脏损害,表现为 ALT、AST、γ-GT 及总胆红素的升高,部分有心肌受损,表现为 CK-MB 升高。如果其后患者出现明显脱发.则更有利于鉴别诊断。

铊中毒还需与类似神经系统损害症状的其他毒物中毒相鉴别,如铅中毒、砷中毒[8]。急性铅中毒时以消化系统症状如便秘、腹绞痛较为突出;慢性铅中毒则可引起周围神经的损害,且以运动神经功能受累较显著,主要表现为肌力下降,出现感觉异常者表现为肢体远端呈手套、袜套样浅感觉障碍。铊中毒所致的运动障碍则主要是由于疼痛引起,而并非由于肌力下降造成。感觉异常主要表现为痛、触觉过敏。急性砷中毒后 1~3 周,或慢性砷中毒者也有周围神经病症状。两者的周围神经病表现十分相似,要对之进行鉴别还需结合其他方面的中毒症状和体征,如铊中毒者常出现脱发和脑神经的损害;砷中毒者可出现皮肤色素沉着、手足掌皮肤过度角化,而脑神经损害并不常见。

❺ 治疗详情和预后

治疗上给予二巯基丙磺酸钠 0.125 g 肌内注射(用 3 天停 4 天),血液灌流4 次,补充足够 B 族维生素及营养支持等治疗。患者精神状态较前好转,肢体麻木较前减轻,呕吐症状较前明显缓解。

8 月 15 日,患者复查血铊,降为 21.88 $\mu g/L$。

二、分析讨论

铊为高毒性重金属,成人致死量约为 12 mg/kg[9]。正常人血铊低于

2 $\mu g/L$，尿铊低于 5 $\mu g/L$。如尿铊大于 0.3 mg/L（0.015 $\mu mol/L$），血铊大于 40 $\mu g/L$ 即有诊断意义。

目前铊中毒的确切机制仍不明确，可能为：①与钾离子相互作用：一价铊与钾有相同的离子半径和电荷，铊与 Na^+-K^+-ATP 酶的亲和力大约是钾离子的 10 倍[10]，铊可以替代 Na^+-K^+-ATP 酶中的钾离子，干扰能量代谢以及扰乱静息电位。铊破坏钾离子平衡是铊中毒的最重要机制。②与巯基相互作用：铊与巯基相互作用引起结构蛋白的形态和功能异常，导致头发生长障碍、脱发、米氏线形成[11]。③与核黄素结合：铊与核黄素结合形成不溶性复合物，引起细胞内核黄素摄取减少，导致丙酮酸代谢和其他有关能量代谢障碍，临床表现与核黄素缺乏症十分相似[12]。

铊中毒症状较多且无特异性，可累及全身多个系统，故早期诊断困难，常延误治疗。铊中毒临床表现取决于中毒剂量、接触时间、体重、个体耐受情况及开始治疗时间。铊中毒临床表现的典型特征为胃肠炎、多发性神经病及脱发三联症。胃肠道症状出现较早，如恶心、呕吐和腹痛[13]（见图 1）。神经系统症状主要为下肢麻痛、惊厥和昏迷。周围神经病一般表现为双下肢酸麻、蚁走感，足趾和足跟痛，且逐渐加剧并向上进展，还可出现指（趾）端麻木伴烧灼样剧痛，痛肢极度敏感，双下肢拒触摸，此症状称为"烧灼足综合征"[14-17]。脱发是铊中毒最突出的特征，一般于急性中毒 1～3 周出现，特点为斑秃或全秃，亦可伴眉毛脱落，但眉毛内侧1/3常不受累（见图 2），严重病例眉毛、胡须、腋毛、阴毛可全部脱落。铊中毒 1 个月后，指（趾）甲上会出现白色横纹即米氏线（见图 3），表明指（趾）甲的近心端被完全侵蚀[18]。其他中毒体征和症状有皮疹、肾损害、心动过速及视力障碍等。患者可死于呼吸衰竭[19]。

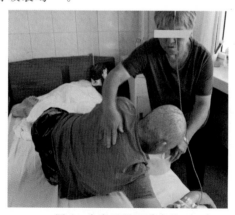

图 1　中毒后胃肠道症状

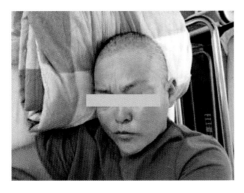
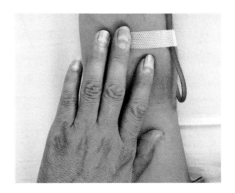

图 2　中毒后头发、眉毛脱落表现　　　　　　　　图 3　中毒后指甲米氏线

　　本例患者起病急，发展快，缺乏详尽准确的毒物接触史，早期表现为肢体麻木无力，继而出现腹胀、腹痛、呕吐等消化道症状，后出现大量脱发，体毛脱落。按照神经系统疾病治疗方案治疗，病情加重，且患者大量脱发，无法用神经系统病变解释，临床高度怀疑铊中毒，经血铊浓度检测予以证实。

　　治疗上，对消化道吸收中毒者应迅速排除毒物，可采用清水洗胃，还可口服活性炭，一般剂量为 0.5 g/kg，重者药用炭使用量可加倍；给予 50% 硫酸镁 40～60 mL 口服导泻，还可给予特殊解毒药如下[20]：普鲁士蓝，即钾铁六氰高铁酸盐，2003 年 10 月 FDA 正式批准其用于铊中毒的救治[21]。铊可置换普鲁士蓝上的钾离子后形成不溶于水的物质，随粪便排出。方法为 250 mg/(kg·d)，分 4 次口服，每次溶于 50 mL 15%（或 20%）甘露醇中。服用普鲁士蓝期间需适量补钾，以增加血钾的浓度而有利于铊的排泄，但补钾需谨慎，如补钾过量，钾离子可动员细胞内的铊移到细胞外，使血铊含量过高，造成患者病情加重，因此用药期间定期监测血钾非常重要[22-23]。②含巯基药物临床有试用二巯基丙磺酸钠、巯乙胺等。血液净化对药物中毒的治疗已有 40 余年的历史，安全性高，疗效肯定。全身综合治疗方面，早期应用糖皮质激素，如地塞米松 5～10 mg 静脉滴注，每天 1 次，补充足够的 B 族维生素，给予神经营养剂（神经生长因子）、止痛剂及保护肝、肾的药物。对重症和有非特异精神症状患者，需注意维持呼吸、循环功能，保护脑、心、肝、肾等重要脏器。

三、病例启示

　　胃肠炎、多发性周围神经病及脱发是急性铊中毒的三联征。脱发是诊断铊中毒的重要线索。铊中毒首发症状多表现为周围神经病,且多起病急、无明显诱因,常误诊为吉兰-巴雷综合征而收入神经内科治疗。加强对其的认识,详细病史询问及认真进行病情分析可减少铊中毒误诊。

应结合尿液、血液中的铊含量增高,确定铊中毒。目前较为公认的确诊铊中毒的"金标准"是收集中毒者 24 小时尿液测定铊的含量。

人体摄入铊后,不治疗情况下铊排出的半衰期约为 8 天,使用普鲁士蓝后为 3 天,而从铊摄入后即开始采用血液净化治疗,半衰期仅 1.4 天。普鲁士蓝和血液透析是急性铊中毒治疗的基石,其中血液透析已被证明在铊中毒后 3 周内使用有效[18]。血液净化联合普鲁士蓝、补钾是治疗铊中毒最为有效的方法[24]。

参考文献

[1]陈震阳.严重铊中毒 3 例的启示[J].中华劳动卫生职业病杂志,1997,17(3):188.

[2]毕建忠,周庆博,来超,等.误诊为 Guillain-Barre 综合征的急性铊中毒致多发性神经病一例报告[J].中华神经科杂志,2003,36(6):484.

[3]KUO H C,HUANG C C,TSAI Y T,et al. Acute painful neuropathy in thallium poisoning[J]. Neurology,2005,65(2):302-304.

[4]MISRA U K,KALITA J,YADAV R K,et al. Thallium poisoning: emphasis on early diagnosis and response to haemodialysis[J]. Postgrad Med J,2003,79(928):103-105.

[5]王琦玮,刘良,田代勇,等.9 例铊中毒的法医学鉴定分析[J].中国法医学杂志,2006,21(2):107-109.

[6]苌翠粉,朱钧.铊中毒误诊为格林-巴利综合征[J].临床误诊误治,2012,25(5):1-2.

[7]王根发,浦政,周永炜,等.误诊为 Guillain-Barre 综合征的急性铊中毒 1 例报告[J].临床神经病学杂志,2005,18(6):431.

[8]TIAN Y R,SUN L L,WANG W,et al. A case of acute thallotoxicosis successfully treated with double-filtration plasmapheresis [J]. Clin neuropharmacol,2005,28(6):292-294.

[9]赵金垣.临床职业病学[M].2 版.北京:北京大学医学出版社,2010.

[10]HOFFMAN R S,STRINGER J A,FEINBERG R S. Comparative efficacy of thallium adsorption by activated charcoal, prussian blue, and sodium polystyrene sulfonate[J]. J Toxicol Clin Toxicol,1999,37(7):833-837.

[11] GALVAN-ARZATE S, MARTINEZ A, MEDINA E, et al.

Subchronic administration of sublethal doses of thallium to rats：effects on distribution and lipid peroxidation in brain regions［J］. Toxicol Lett，2000，116 (1-2)：37-43.

［12］何凤生. 中华职业医学［M］. 北京：人民卫生出版社，1999.

［13］JHA S，KUMAR R. Thallium poisoning presenting as paresthesias，paresis，psychosis and pain in abdomen［J］. J Assoc Physicians India，2006，54：53-55.

［14］KUO H C，HUANG C C，TSAI Y T，et al. Acute painful neuropathy in thallium poisoning［J］. Neurology，2005，65(2)：302-304.

［15］李志强，王彦，李洞. 铊对人体的影响［J］. 国外医学·医学地理分册，1999，20(2)：73-75.

［16］AMMENDOLA A，AMMENDOLA E，ARGENZIO F，et al. Clinical and electrodiagnostic follow-up of an adolescent poisoned with thallium［J］. Neurol Sci，2007，28(4)：205-208.

［17］TSAI Y T，HUANG C C，KUO H C，et al. Central nervous system effects in acute thallium poisoning［J］. Neurotoxicology，2006，27(2)：291-295.

［18］ZHAO G，DING M，ZHANG B，et al. Clinical manifestations and management of acute thallium poisoning［J］. Eur Neurol，2008，60(6)：292-297.

［19］菅向东，杨晓光，周启栋. 中毒急危重症诊断治疗学［M］. 北京：人民卫生出版社，2009：699-701.

［20］王涤新，李素彦. 铊中毒的诊断和治疗［J］. 药物不良反应杂志，2007，9 (5)：341-346.

［21］伍浩松，闫淑敏. 美国食品与药物管理局批准将普鲁士蓝用于铯或铊的辐射治疗［J］. 国外核新闻，2003(10)：24.

［22］THOMPSON D F，CALLEN E D. Soluble or insoluble prussian blue for radiocesium and thallium poisoning？［J］. Ann Pharmacother，2004，38(9)：1509-1514.

［23］HOFFMAN R S. Thallium toxicity and the role of prussian blue in therapy［J］. Toxicol Rev，2003，22(1)：29-40.

［24］赵赞梅，徐希娴. 国内十年急性铊中毒病例评析［J］. 中华劳动卫生职业病杂志，2010，28(3)：238-239.

（任英莉）

案例 **23**

氯气中毒

一、病例分享

❶ 初步病史

　　患者男性,66 岁,因"吸入氯气致呼吸困难 4 天"入院。患者 4 天前吸入氯气,出现呼吸困难,后出现咳嗽性胸痛,至当地医院给予对症支持治疗,症状稍有缓解转来我科。

　　既往史:否认有高血压,糖尿病等慢性病史。

　　个人史:否认外地及疫区久居史,有吸烟史 20 余年,每天吸 20 支。

　　家族史:否认家族遗传及传染病史。

　　体格检查:P 89 次/分,BP 157/85 mmHg,SpO$_2$ 95%。老年男性,神志清,双侧瞳孔等大等圆,直径约 3 mm,对光反射灵敏,双肺呼吸音粗,可闻及少量干湿啰音。心律齐,各瓣膜区未闻及病理性杂音。腹平软,无压痛及反跳痛,肝脾肋下未及,肠鸣音 4～6 次/分,双下肢无水肿,生理反射存在,双侧病理征未引出。

　　初步诊断:急性氯气中毒。

❷ 病情演变

　　患者入院后,仍诉呼吸时胸痛,偶感呼吸困难,给予低流量吸氧,皮质激素,

对症支持治疗,同时完善胸部 CT 等相关辅助检查。经治疗患者诉胸痛、呼吸困
难症状明显缓解。入院第 5 天,患者诉右侧眼睛疼痛不适,无畏光流泪,无头痛
头晕,给予托百士滴眼液等对症治疗,症状好转。入院第 9 天,患者诉偶感头晕,
伴恶心,无呕吐,无肢体麻木和活动障碍;查体:BP 130/80 mmHg,神志清,精神
一般,双侧瞳孔等大等圆,直径约 3 mm,对光反射灵敏,双肺呼吸音清,未闻及
干、湿啰音。心律率齐,各瓣膜区未闻及病理性杂音。腹平软,无压痛及反跳痛,
肝脾肋下未及,双下肢无水肿,四肢肌力肌张力正常,活动可。生理反射存在,双
侧病理征未引出。给予颅脑 MRI 检查和对症治疗,症状明显改善。治疗第 12
天,患者病情稳定出院,定期复查。

❸ 检查评估

　　患者在吸入氯气后出现呼吸困难及咳嗽性胸痛等症状,遂于整个治疗过程
定期进行胸部 CT 及脑部 MRI 检查(见图 1～图 6),以准确评估患者情况。

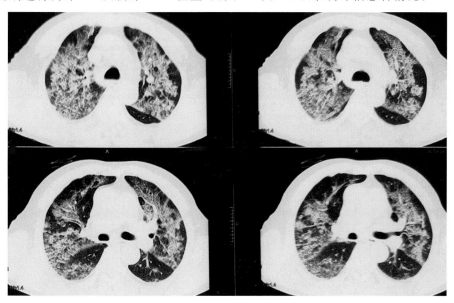

图 1　胸部 CT(中毒第 1 天)(一)

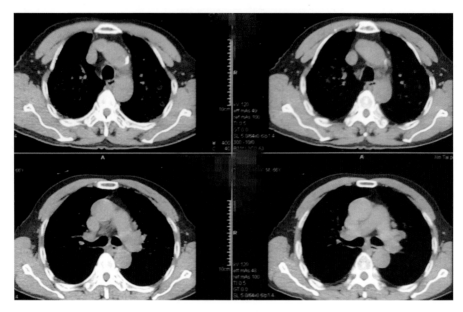

图 1　胸部 CT(中毒第 1 天)(二)

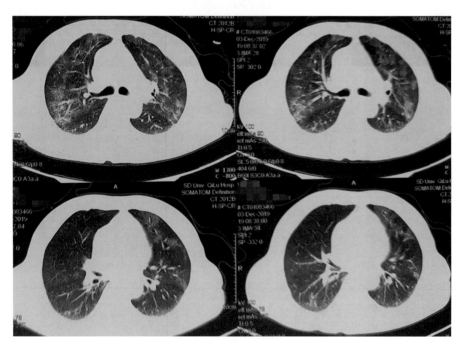

图 2　胸部 CT(中毒第 6 天)

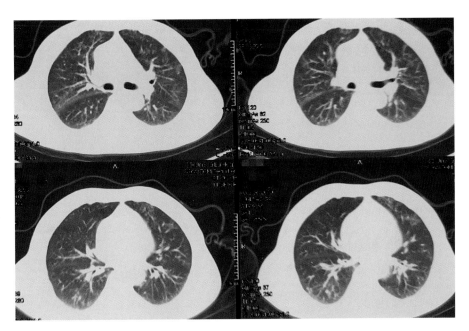

图 3　胸部 CT（中毒第 10 天）

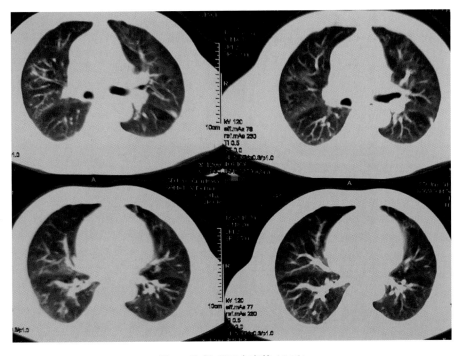

图 4　胸部 CT（中毒第 19 天）

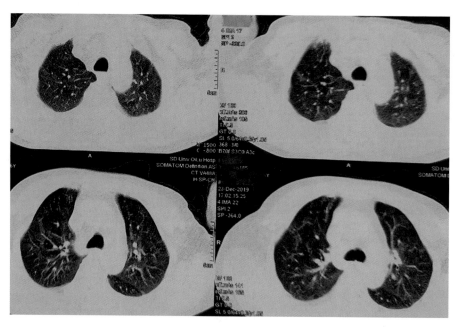

图 5　胸部 CT(中毒第 25 天)

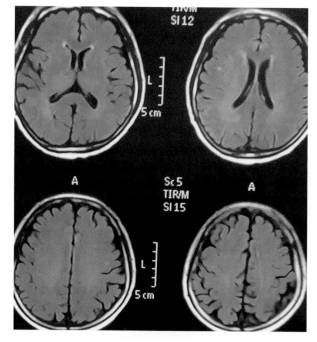

图 6　颅脑 MRI(中毒第 12 天)

❹ **鉴别诊断**

　　本例患者短时间吸入大量氯气,导致以急性呼吸系统受损为主的急性中毒,根据患者接触史、临床表现及胸部 CT 改变,参考职业性急性氯气中毒诊断标准(GBZ 65—2002),符合急性氯气中毒诊断标准。鉴别诊断,急性氯气中毒主要应与其他刺激性气体中毒如急性氨气中毒、急性光气中毒等鉴别。

　　急性光气中毒:是短时间吸入较大量光气引起的以急性呼吸系统损害为主的全身性疾病,极易发生肺水肿。光气,化学式 $COCl_2$,常温无色,毒性比氯气大10 倍,主要累及呼吸系统,还可损害心肌。

❺ **治疗详情和预后**

　　患者入院后,给予低流量吸氧、糖皮质激素及对症支持治疗,患者呼吸困难等症状缓解明显,胸部 CT 好转,痊愈出院。

二、分析讨论

　　急性氯气中毒,是指在短期内吸入较大量氯气所致的以急性呼吸系统损害为主的全身性疾病。

　　氯气(Cl_2)分子量 71,凝点 -100.98 ℃,沸点 -34.6 ℃,为黄绿色的强烈刺激性气体,遇水首先生成次氯酸和盐酸,次氯酸又可分解成氯化氢和新生态氧,在高热下与一氧化碳作用生成毒性更大的光气。近来研究表明,氯气的损害作用主要是由氯化氢和次氯酸所致,可对呼吸道产生严重损害。另外,氯气还可导致心肌损害。氯的致癌、致畸、致突变作用尚未证实。

　　急性氯气中毒的诊断主要根据短期内吸入较大量氯气后迅速发病,结合临床症状、体征、胸部 X 线表现,参考环境中卫生学调查结果综合分析,排除其他原因引起的呼吸系统疾病即可诊断。

　　氯气中毒接触主要是由生产和使用过程的跑、冒、滴、漏以及容器爆炸、破裂或泄漏事故所造成。在氯碱、制药、皮革加工、造纸、印染、农药、合成纤维等相关行业以及游泳池、自来水消毒场所均可接触到氯气。

　　氯气中毒的临床表现主要与接触浓度、时间长短等有关。

刺激反应出现一过性眼和上呼吸道黏膜刺激症状,肺部无阳性体征或偶有散在性干啰音,胸部 X 线无异常表现。

急性轻度氯气中毒,临床表现符合急性气管-支气管炎或支气管周围炎。如出现呛咳、可有少量痰、胸闷,两肺有散在性干、湿啰音或哮鸣音,胸部 X 线表现可无异常或可见下肺野有肺纹理增多、增粗、延伸、边缘模糊。

急性中度中毒指临床表现符合下列诊断之一者:①急性化学性支气管肺炎,如有呛咳、咯痰、气急、胸闷等,可伴有轻度发绀,两肺有干、湿性啰音,胸部 X 线表现常见两肺下部内带沿肺纹理分布呈不规则点状或小斑片状边界模糊、部分密集或相互融合的致密阴影。②局限性肺泡性肺水肿,除上述症状、体征外,胸部 X 线显示单个或多个局限性轮廓清楚、密度较高的片状阴影。③间质性肺水肿,如胸闷、气急较明显,肺部呼吸音略减低外,可无明显啰音。胸部 X 线表现肺纹理增多模糊,肺门阴影增宽境界不清,两肺散在点状阴影和网状阴影,肺野透亮度减低,常可见水平裂增厚,有时可见支气管袖口征及克氏 B 线。④哮喘样发作,症状以哮喘为主,呼气尤为困难,有紫绀、胸闷,两肺弥漫性哮鸣音,胸部 X 线可无异常发现。

急性重度中毒指符合下列表现之一者:①弥漫性肺泡性肺水肿或中央性肺水肿;②急性呼吸窘迫综合征(ARDS);③严重窒息;④出现气胸、纵隔气肿等严重并发症。

慢性影响是指经常接触氯气者可出现眼和呼吸道的刺激症状和慢性炎症,心电图异常率也显著增高,并有头昏、疲乏等神经衰弱综合征症状。

氯气中毒的救治:

(1)现场处理。立即脱离接触,保持安静及保暖。出现刺激反应者,严密观察至少 12 小时,并予以对症处理。吸入量较多者应卧床休息,以免活动后病情加重。

(2)维持呼吸道通畅。可给予雾化吸入、支气管解痉剂等治疗。

(3)合理氧疗。可选择适当方法给氧,吸入氧浓度不应超过 60%,使动脉血氧分压维持在 8~10 kPa。如发生严重肺水肿或急性呼吸窘迫综合征,给予鼻面罩持续正压通气(CPAP)或机械通气呼气末正压通气(PEEP)疗法,呼气末压力宜在 0.5 kPa($5 cmH_2O$)左右。给氧方式有多种,可根据患者情况和客观条件来选择。为了预防在高氧条件下发生氧中毒,故提出合理氧疗,血气分析可作为监护指标。高频通气给氧在早期应用有一定作用,但当有明显的二氧化碳滞留时,可能弊多利少。

（4）应用糖皮质激素。原则上应早期、足量、短程使用。重症患者可给予甲强龙 500 mg 静脉滴注，每天 1 次，连用 3 天，然后改为 200 mg，静脉滴注，每天 1 次，病情稳定后逐渐递减。

（5）抗生素控制感染。早期可根据经验给予广谱抗生素等治疗，待细菌培养和药物敏感试验结果出来以后，可根据药敏试验合理选择抗生素。一周后应注意霉菌感染，白色念珠菌感染可给予氟康唑等抗真菌药物治疗，曲霉菌感染时可给予伏立康唑等三唑类抗真菌药物治疗。

（6）维持血压稳定，合理掌握输液量及应用利尿剂，纠正酸碱和电解质紊乱以及营养支持治疗等。

（7）还可给予莨菪碱类药物如山莨菪碱 10 mg 肌内注射，以减轻肺水肿。

（8）眼及皮肤灼伤及时对症处理。

三、病例启示

氯气广泛用于氯碱工业、制造杀虫剂、漂白粉、消毒剂、合成纤维、塑料、颜料、氯化物等。在制药、皮革、造纸、印染，医院、游泳池、饮用水消毒、污水处理等方面都有应用。因此应该积极做好防护措施，生产使用场所、储存场所、运输途中除了技术手段防护外，工作人员应佩戴符合要求的个人防护用品。职能部门应加强对生产使用单位的管理和指导，加强对工作人员进行卫生防护和安全知识培训。急性氯气中毒，病情进展迅速，及时综合治疗是有效治疗手段。

参考文献

[1]菅向东.中毒急危重症诊断治疗学[M].北京:人民卫生出版社,2009:728-730.

[2]孙婧,阚宝甜,菅向东,等.职业性急性光气中毒一例[J].中华劳动卫生职业病杂志,2014,32(4):299-300.

（张忠臣）

草甘膦中毒

一、病例分享

❶ 初步病史

患者女性,36 岁,既往体健,身高 164 cm,体重 52 kg。早 9:00 口服草甘膦原液约 50 mL,随即出现恶心、呕吐、咳嗽,被家人发现后立即送至当地医院,经洗胃后于当日中午转入我院就诊。

❷ 病情演变

入院第 2 天,患者呕吐深红色的血腥液体,并多次排出黑便。应用凝血酶和肠胃外营养。患者自诉口腔内、舌体、胸骨后烧灼痛,自感胸闷、憋气。

❸ 检查评估

入院查体:T 37℃,P 88 次/分,R 25 次/分,BP 106/65 mmHg,SpO_2 98%。患者神志清,精神差,查体合作,自主体位,口腔黏膜严重糜烂、喉头水肿,腹部平坦柔软,剑突下略有压痛。双肺呼吸音粗,未闻及干湿啰音,心律齐,无杂音,腹软,无压痛反跳痛,双下肢无水肿,病理征(一)。第一天的实验室检查结果:白细胞$20.07×10^9$/L,中性粒细胞比率 90%(见表 1),ALT 11 IU/L,AST 29 IU/L、

TBIL 23 μmol/L(见表 1,表 2),间接胆红素 23 μmol/L,直接胆红素 0 μmol/L,淀粉酶 228 IU/L,白蛋白 43 g/L,K$^+$ 2.9 mmol/ L。胸部 CT:双侧肺野出现磨玻璃影(见图 1),其他实验室检查结果均正常。

表 1　　　　　　　　　　　　患者血常规实验室检查结果

	第 3 天	第 7 天	第 14 天	参考范围
WBC	8.61×10^9/L	17.20×10^9/L	5.40×10^9/L	$4 \sim 10.5$
RBC	3.48×10^{12}/L	4.20×10^{12}/L	3.86×10^{12}/L	$3.5 \sim 5.0$
HGB	94 g/L	117 g/L	107 g/L	$110 \sim 160$
PLT	124×10^9/L	207×10^9/L	346×10^9/L	$100 \sim 300$

表 2　　　　　　　　　　　　　患者的肝功能检查

	第 3 天	第 7 天	第 14 天	参考范围
ALT/(IU/L)	16	18	9	$7 \sim 40$
AST/(IU/L)	29	25	11	$13 \sim 35$
TBIL/(μmol/L)	18	15.4	11.6	$5 \sim 21$
ALB/(g/L)	30	39.2	39.5	$35 \sim 51$

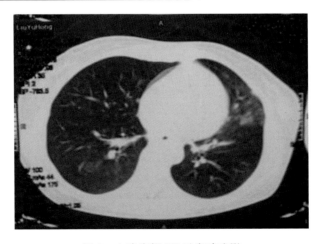

图 1　入院胸部 CT 示磨玻璃影

❹ 鉴别诊断

尽管草甘膦溶液瓶显示的活性成分是草甘膦,但我们经过 pH 试纸检测后发现该溶液的 pH 小于 1,经多次稀释后仍小于 1。因此,我们推测草甘膦溶液中可能含有高浓度的硫酸,导致酸腐蚀。具体分析见后文。

❺ 治疗详情和预后

入院后给予综合治疗措施如下:①静脉应用激素;②保肝、护胃、抗氧化、营养支持等对症治疗:谷胱甘肽 2.4 g 静滴,每天 1 次;早期持续泵入艾司奥美拉唑和生长抑素,病情稳定后改用泮托拉唑 40 mg 静滴,每天 1 次;③利尿促排:托拉塞米 20 mg,静脉注射,每天 2 次;④血液灌流治疗(齐鲁"211"方案)。入院第 2 天,患者呕吐深红色的血腥液体,并排出黑便。应用凝血酶和肠胃外营养。入院第 4 天,患者的病情逐渐稳定,不再呕血和排黑便。在患者可以吞咽流食的前提下,拔除胃管,停用激素和生长抑素,仅静脉应用泮托拉唑和营养支持,患者病情逐渐改善。但出现难以进食的情况,可能是由于食道疤痕增生严重使食道狭窄所致。住院期间尝试了两次胃镜检查,都因为食道狭窄未能成功。由于进食困难,患者体重持续下降至 40 kg,为患者进行了胃造瘘以便进行肠内营养支持后(见图 2),患者出院,建议 6 个月后返回以进行食管重建。该患者因个人事务,直到 1 年后才返回医院,自诉院外期间无法经口进食,仅靠胃造瘘处进行肠内营养支持。完善检查后,择期为患者进行食管重建术。术中进行胃镜检查时,经口检查失败,将胃镜从胃瘘插入,但由于胃贲门狭窄而无法进入胃镜。只能使用导丝和 X 射线确定食道狭窄的位置后进行环切重建。手术后 1 年进行的随访显示,患者既没有进食障碍,也没有不适感。

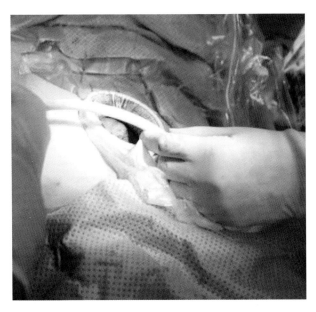

图 2　胃造瘘手术

二、分析讨论

　　根据美国环境保护署（EPA）、欧洲食品安全局（EFSA）和食品法典（Codex Alimentarius）这三个主要的农药残留安全审计组织的大量实验数据，草甘膦是现有除草剂中最安全、毒性最小的除草剂。迄今为止，虽然一些研究表明，长期接触草甘膦可能会导致腹腔疾病，自闭症谱系障碍，不育，肥胖和癌症的风险增加。另外一些研究认为，以草甘膦为有效成分的农药中的表面活性剂有一定的毒性。但总体来说，草甘膦的使用是安全、可靠的，急性中毒的风险也远较百草枯、敌草快等烈性农药小，草甘膦经口服（>5 000 mg/kg 体重）和皮肤（>2 000 mg/kg 体重）的毒性都很低。但在一些病例报道中，有些草甘膦中毒造成了严重的损伤；而且临床工作中，我们观察到草甘膦农药中毒患者的预后差异很大。病情轻者仅经由洗胃等治疗预后非常好；重者则病情进展很快，甚至有死亡风险。病情较重的患者具有一些共同的特征，例如，引起中毒的均为草甘膦制剂的水溶液，中毒后会发生严重的口腔和胃肠道腐蚀损伤，并伴有上消化道出血；此类中毒多发生在印度、中国等发展中的农业大国；且当急性期过后，大多数患者会出现食道狭窄，导致它们严重中毒的草甘膦 pH 全部小于 1。这是因为目前生产草甘膦的主要途径是以亚氨基二乙酸(IDA)为起始原料的途径。IDA 途径涉及通过多聚甲醛和亚磷酸的曼尼希缩合反应形成 N-(膦酰基甲基)亚氨基二乙酸(PMIDA)。此后,PMIDA 的氧化脱羧产生草甘膦。在此过程中,可以使用浓硫酸、过氧化氢或双氧作为氧化剂。由于用浓硫酸氧化 PMIDA 制备草甘膦的方法不使用溶剂和催化剂,因此反应过程相对简单且成本高生产量低。它在 20 世纪 80 年代初期在中国被广泛使用。该方法自 20 世纪 80 年代开始在中国使用,只能产生草甘膦的水溶液,即草甘膦水剂。除了造成严重的污染外,该过程的最终产品质量也很差。常规制造商不再使用此溶液,如果使用,则按照中华人民共和国国家标准规定,需要使用氨气将 pH 值调整为 4.0~8.5。因此,pH 值小于 1 的草甘膦水溶液是使用落后方法生产的未经碱化的不符合中国国家标准的劣质产品,这可能是由相对偏远地区的小作坊生产的。这种草甘膦水溶液含有浓硫酸,可能引起严重的化学灼伤。因此,患有此类中毒的患者可能会出现严重的消化道烧伤,严重的酸中毒,甚至在早期出现食管瘘。

三、病例启示

与普通草甘膦中毒不同,应特别注意由含有强酸的草甘膦溶液引起的中毒。利用 pH 试纸测 pH 值就是一种简单易行的方法。另外,由于这种农药的毒性远大于普通草甘膦,因此应采用不同的处理方法。第一,给予全身治疗,禁食,抗感染,镇静,镇痛,纠正低血压和低血容量,维持水电解质和酸碱平衡,早期营养支持;第二,保持气道通畅,必要时机械辅助呼吸;第三,不建议洗胃,因为硫酸遇水时会产生高热,从而加重消化道损害;第四,肾上腺糖皮质激素可减轻组织水肿,促进上皮化,抑制纤维组织增生,具有抗炎作用,严重者应及早应用,以抑制瘢痕形成。这样的患者经常出现上消化系统广泛坏死、穿孔和大出血。此外,需要早期使用质子泵抑制剂抑制胃酸,当发生严重的胃肠出血时,应考虑及时应用止血药物。对于轻度瘢痕狭窄或病变较轻的患者,可进行食管扩张。本例患者出现广泛的食管狭窄,扩张治疗有食管穿孔的危险。由于不能进行食管扩张,需要进行食管切除术,且只能在腐蚀损伤之日起 6 个月后,疤痕稳定后进行。在等待手术期间,患者因严重食管狭窄无法进食,体重明显下降。在这种情况下,我们建议采用胃造瘘术进行营养支持。

参考文献

［1］JJOTI WADHWA，THABAH M M，RAJAGOPALAN S，et al. Esophageal perforation and death following glyphosate poisoning［J］. J Postgrad Med 2014，60（3）：346-347.

［2］张春艳，张国平.草甘膦除草剂合成工艺研究进展［J］.淮北煤炭师范学院学报（自然科学版），2009，30（4）：42-46.

［3］LUO W J，Lu T J Li F，et al. Surgical treatment of pyloric stenosis caused by glyphosate poisoning：a case report［J］. Medicine（Baltimore）2019，98（30）：e16590.

［4］黄克勤，李妮，朱森森.草甘膦合成工艺的研究进展［J］.北京农业，2015，（12）：23.

［5］陈丹，李健，李国儒，等.草甘膦合成工艺研究进展［J］.化工进展，2013，（7）：1635-1640.

6.郭相伸，李炳謖，张国华，等.敌草快、草甘膦联合中毒致多器官功能衰竭死亡1例［J］.中国法医学杂志，2019，34（4）：411-412.

7. WILLIAMS A L，WATSON R E，D J M. Developmental and reproductive outcomes in humans and animals after glyphosate exposure：a critical analysis ［J］. J Toxicol Environ Health B Crit Rev 2012，15（1）：39-96.

8.杜勤惠，孙道远.草甘膦除草剂表面活性剂的毒性［J］.中国工业医学杂志，2018，31（5）：368-371.

（陶义铭）